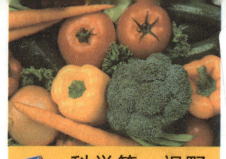

科学第一视野
KEXUEDIYISHIYE

[权威版]

食物
SHIWU

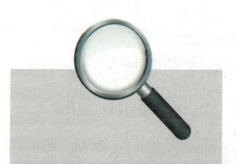

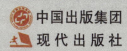
中国出版集团
现代出版社

图书在版编目（CIP）数据

食物 / 杨华编著 . — 北京：现代出版社，2013.1
（科学第一视野）
ISBN 978-7-5143-1012-2

Ⅰ.①食… Ⅱ.①杨… Ⅲ.①食物组成 – 青年读物
②食物组成 – 少年读物 Ⅳ.① R151.3-49

中国版本图书馆 CIP 数据核字 (2012) 第 304814 号

食　物

编　　著	杨　华
责任编辑	刘春荣
出版发行	现代出版社
地　　址	北京市安定门外安华里 504 号
邮政编码	100011
电　　话	010-64267325　010-64245264（兼传真）
网　　址	www. xdcbs. com
电子信箱	xiandai@ cnpitc. com. cn
印　　刷	汇昌印刷（天津）有限公司
开　　本	710mm×1000mm　1/16
印　　张	10
版　　次	2014 年 12 月第 1 版　2021 年 3 月第 3 次印刷
书　　号	ISBN 978-7-5143-1012-2
定　　价	29.80 元

前言 PREFACE

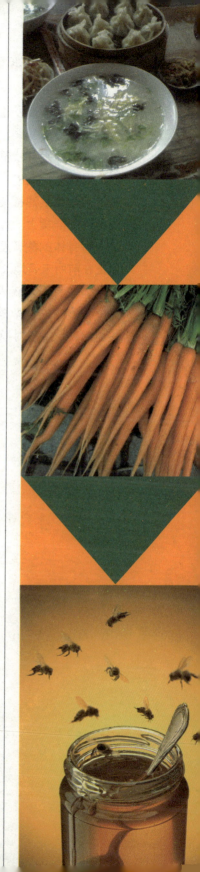

　　食物是人类生存的基本需求。古人为了获取生存的食物，走过了艰难曲折的历程。从考古发现中证实，人类在5 000年前，开始以获取食物为目的驯化物种，这些物种就是人们熟知的各种农作物和家畜、家禽。这表明了人类的生存方式发生了重大变化，人类从此由寻找食物的时代步入了生产食物的时代。

　　当人类学会了驯化物种以后，人类的基本生存方式逐渐地分化为两种：第一种仍然是寻找食物的方式，这一方式一直延续到今天，比如现代的水产捕捞业；第二种是生产食物的方式，即传统的农业和传统的游牧方式。人类在学会了生产食物以后，为自己的生存建立了一个食物链：人们为自己的食物——农作物和畜群——争取或提供生存条件，然后，利用这些物种的繁殖获取食物。人类驯化物种的行为一直延续到今天。

　　我国在实行计划经济的很长一段岁月里，人们的食物相对匮乏，衣食住行都离不开票证。市面上常见的蔬菜只有土豆、萝卜、白菜三样，其中又以大白菜为主，老百姓们戏称为"看家菜"。去市场上选肉，人们都专爱挑肥的，为的就是回家能再榨点猪油改善伙食。随着现代农业和畜牧业的发展，人们餐桌上的食物也发生了很大的变化。市场上主副食品种类渐渐丰富，蔬菜、瓜果、蛋、禽、肉类摆满了货架，冬天也可以买到各种新鲜蔬菜了，很多家庭开始随吃随买，冬储菜也就退出了历史舞台。

　　到了今天，随着人们健康意识的提高，餐桌上的食物也在慢慢发生变化，其中最明显的就是限制油脂摄入，许多油腻食物已逐步淡出餐桌，比如以前不少人最喜欢吃的红烧肉等油腻菜品已不多见。人们开始寻找健康主题，对回归自然的"水果蔬菜"极为重视。蔬菜要吃绿色无污染的，粮食要吃当年的，鱼虾要吃活蹦乱跳的，肉禽要吃排酸的，连花生油都要专找非转基因的。人们在市场上挑剔的目光，越来越多地落在鲜货上。什么食品有营养，什么食品能防衰老，什么食品搭配能够保持身体的酸碱度平衡，成为老百姓津津乐道的话题。中国人的饮食观念正在前所未有地改变着。

　　本书针对现代人群对食物的需求，对各种食物所含的营养素、食物与健康及食物的科学搭配进行了论述。并用通俗的语言，把专业的营养知识浅显化，希望能对指导人们的日常膳食有所帮助。

Contents
目录 >>

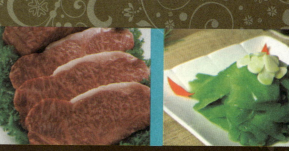

第六章 食物的消化

第七章 五色食物养五脏

第八章　食物是最好的医药

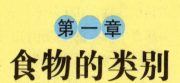

第一章
食物的类别

营养学家认为，食物是指能够满足机体正常生理和生化需求，并能延续正常生命的物质。一般食物可分为以下几类：第一类谷类食物；第二类薯类食物；第三类动物性食物；第四类豆类及其制品；第五类蔬菜类；第六类水果类。一般来说，每类食物为机体提供的营养是不同的。所以在每日膳食中要注意食物的搭配，最好各类食物都有，这样才有利于饮食的均衡。

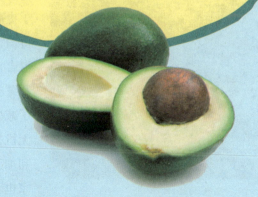

谷类食物不可过度精细

谷类作为我国居民的传统饮食，几千年来一直是老百姓餐桌上不可缺少的主食之一，在我国的膳食中占有重要的地位。谷类主要是指禾本科植物的种子。它包括稻米、小麦、玉米等及其他杂粮，比如小米、黑米、荞麦、燕麦、薏仁米、高粱等。在我国居民的膳食中，约有50%～80%的热能和40%～70%的蛋白质来自谷类，是膳食中B族维生素的重要来源，同时也提供一定量的无机盐。由于谷类种类、品种、出产的地区、生长条件和加工方法的不同，其营养价值有很大差别。

为提高膳食中谷类的营养价值，可以采取多种粮食混合食用，如谷类与豆类和薯类混合食用，能达到蛋白质的互补作用和氨基酸平衡。为了减少谷类B族维生素和无机盐的丢失，粮食碾磨和加工不可过度精细。尤其是面粉，加工得越白去掉的谷胚和麸皮越多，营养素损失的也越多。损失掉的谷胚和麸皮还使面粉中的纤维素大量地减少，使得面粉制品的血糖指数升高，对维持正常血糖有不利的影响。食用谷类食物应注意两点：一是为了提高膳食中谷类的营养价值，可以采取多种粮食混合食用，如谷类与豆类和薯类混合食用。二是为了减少谷类B族维生素和无机盐的丢失，粮食碾磨和加工不可过度精细。大家也不要认为面粉制品越

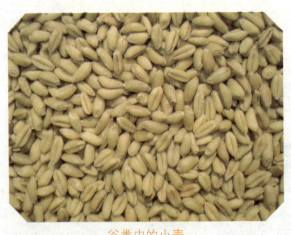

谷类中的小麦

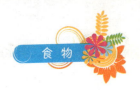

白越好。标准粉中维生素 B_1 的含量是富强粉中的 2.5 倍，维生素 B_2 是 3.5 倍，膳食纤维是 1.5 倍，维生素 E 是 5.6 倍，磷和锌是 2 倍。

常见的谷类食物主要有：

粳米。就是大米、稻米，是我们日常生活中的主要粮食，除含有人体需要的营养成分，满足人体需要外，还具有食疗作用。我国医学著作《本草求真》早有记载"粳米味甘性平，人非此物不能养，故性主脾胃，而兼及他脏，凡五脏血脉，靡不因此而灌溉；五脏积液，靡不因此而充溢；他如周身筋骨肌肉皮肤，靡不因此而强健"。粳米具有补中益气、益脾胃的功效，是病后肠胃功能减弱、烦渴、虚寒、泄痢等症的食疗佳品。

糯米。即黏稻米，在我国北方俗称江米，南方为糯米。糯米营养丰富，其淀粉结构主要为支链淀粉，经糊化后性质柔黏，性味温甘。因此，糯米是一种柔润食品，能补中益气、暖脾胃、止虚寒泄痢等，特别适宜老年人或脾胃病者食疗。

小麦。小麦是我国居民膳食生活中的主食之一。小麦可制成各种面粉（如精面粉、强化面粉、全麦面粉等），麦片及其他免烹饪食品。从营养价值看，全麦制品更好，因为全麦能为人体提供更多的营养，更有益于健康。我国中医学认为，小麦具有清热除烦、养心安神等功效，小麦粉不仅可厚肠胃、强气力，还可以作为药物的基础剂，故有"五谷之贵"的美称。因此，在膳食中要注意选择一定量的全麦粉或麦片，并进行合理搭配。

玉米。玉米也称包谷、玉蜀黍、包粟、玉谷等，因其粒如珠，色如玉而得名珍珠果。玉米含有多种营养成分，其中胡萝卜素的含量、维生素 B_2、脂肪含量居谷类之首，脂肪含量是米、面的 2 倍，其脂肪酸的组成中必需脂肪酸（亚油酸）占 50％以上，并含较多的卵磷脂和谷固醇及丰富的维生素 E，因此玉米具有降低胆固醇，防止动脉粥样硬化和高血压的作用，并能刺激脑细胞，增强脑力和记忆力。玉米中还含有大量的膳食纤维，能促进肠道蠕动，缩短食物在消化道的时间，减少毒物对肠道的刺激，因此可预防肠道疾病。玉米除了有较高的营养价值外，还具有较高的食疗价值，在《本草纲目》中记载："气味甘平，无毒，主调中开胃，根叶主治小便淋漓。"我国还有一些医著认为，玉米有利尿消肿、调中开胃的功效。最适宜有慢性肾炎者治疗时食用，还适用于有热象的各种疾病，如头晕、头涨的肝阳上亢，胃热引起的消渴，湿热型肝炎，肺热型鼻衄、咯血，以及产后血虚、内热所致的虚汗等。因此在我们的餐桌上经常有玉米就能强身健体。

小米。也称粟米、谷子，是我国北方某些地区的主食之一。据检验每100g 小米含蛋白质 9g，脂肪 3.1g，膳食纤维 1.6g，维生素 A17ug，胡萝卜素 100ug，维生素 $B_1$0.33mg，维生素 $B_2$0.1mg，维生素 E3.63mg，微量元素铁 5.1mg 等。由于小米营养丰富，它不仅可以强身健体，而且还可防病去恙，据《神农本草经》记载，小米具有养肾气，除胃热，止消渴（糖尿病），利小便等功效。

黑米。俗称黑糯，又名补血糯，其营养价值很高，是近年来国内外盛行的保健食品之一。黑米的米皮紫黑，而内质洁白，熟后色泽新艳，紫中透红，味道香美，营养丰富。据营养检验，黑米含蛋白质约 9.4%，其必需基酸如赖氨酸、色氨酸，膳食纤维、维生素 B_1、维生素 B_2 等均高于其他稻米。此外，黑米还具有很高的药用价值。在《本草纲目·谷部》记载："黑糯米具有补中益气、治消渴、暖脾胃、虚寒泄痢、缩小便、收自汗、发痘疮"等功效。现代医学研究表明，黑米具有补中益气、暖脾止虚、健脑补肾、收宫健身等功效。常食黑米能使肌肤细嫩，乌发回春，体质增强，延年益寿，是老人、幼儿、产妇、体弱者的滋补佳品。

荞麦。又称乌麦、甜麦、花麦、花荞、三棱荞等。据分析，荞麦含蛋白质 9.3%，比大米和面粉都高，而且人体必需的赖氨酸也高。荞麦含脂肪2.3%，其中单不饱和脂肪酸（油酸）占 46.9%，亚油酸占 14.6% 和较高的维生素 E，据研究，单不饱和脂肪酸有降低血胆固醇、三酰甘油和低密度脂蛋白胆固醇的作用。荞麦还含其他营养成分，如每 100g 中含膳食纤维 6.5g，维生素 $B_1$0.28mg、维生素 $B_2$0.16mg，钾 401mg，镁 258mg，铁 6.2mg 等都较高，这些成分都有益于健康。现代医学研究表明，荞麦含有具有药理功效的云香苷（芦丁）等物质，芦丁具有降脂、软化血管、增加血管弹性等作用。

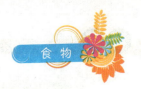

因此，在我们日常膳食中经常搭配适量荞麦，可以预防高血压、高血脂、动脉粥样硬化、冠心病等疾病。祖国医学认为，荞麦味甘性凉，能开胃宽肠、上气消积。据《本草求真》记载："荞麦能降气宽肠，消积去秽，凡白带、白浊、泄痢、痘疮、溃疡、汤火灼伤、气盛湿热等症，是其所宜"。故民间以荞麦为主味食疗各种疾病的单验方也较多。

■图与文

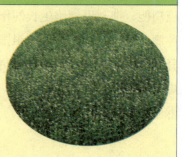

荞麦又称为三角麦、乌麦、花荞，是从野生荞麦演化出来的，是直立茎的。荞麦种子是三角形，被一个硬壳包着，去壳后磨面食用。荞麦生长期短，可以在贫瘠的酸性土壤中生长，不需要过多的养分和氮素，下种晚，比较适合于灾后的抢播。根据营养成分分析，荞麦面粉的蛋白质含量明显高于大米、小米、小麦、高粱等作物。荞麦蛋白质中含有丰富的赖氨酸成分，铁、锰、锌等微量元素比一般谷物丰富，而且含有丰富膳食纤维，是一般精制大米的 10 倍。同时还含有烟酸和芦丁，芦丁有降低人体血脂和胆固醇、软化血管、保护视力和预防脑血管出血的作用。

燕麦。又名雀麦、黑麦、铃铛麦、玉麦、香麦、苏鲁等，是一种营养丰富的谷类食品，不仅蛋白质含量（14.3%～17.6%）高于其他谷类，而且必需氨基酸中赖氨酸也高于其他谷类。脂肪含量为 6.1%～7.9%，其中必需脂肪酸（亚油酸）占 35%～52%。另外还含有较多的膳食纤维、维生素 B_1、B_2 和较多的磷、铁等。由于燕麦含有亚油酸、氨基酸及其他有益的营养成分，因此被称之为降脂佳品，对预防和治疗动脉粥样硬化、高血压、糖尿病、脂肪肝等也有较好的效果，故也可以说，燕麦是药食兼优的营养保健食品。

薏仁米。又称薏苡仁、药玉米、薏米、薏珠子等，属药食两用的食物。现代研究表明，薏仁米含有多种营养成分，据测定，薏仁米蛋白质含量高达 12%以上，高于其他谷类（约 8%），还含有薏仁油、薏苡酯、薏苡仁素、

B—谷甾醇、多糖、B族维生素等成分，其中薏苡酯和多糖具有增强人体免疫功能、抑制癌细胞生长的作用。国内外多用薏米配伍其他抗癌药物治疗肿瘤，并收到一定疗效。祖国医学认为，薏米味甘淡，性凉，入脾、肺、肾三经，具有健脾利湿、清热排浓、降痹缓急的功效。临床上常用治疗脾虚腹泻、肌肉酸重、关节疼痛、屈伸不利、水肿、脚气、白带、肺痛、肠痛、淋浊等多种病症。

薯类食物有防癌作用

薯类主要指马铃薯、甘薯、木薯以及山药，是我国居民既作主食又当蔬菜的传统食物。马铃薯俗称土豆，甘薯又称红薯、白薯、番薯、地瓜、红苕等，木薯又称树薯、树番薯、木番薯、南洋薯、槐薯等。薯类常常种植在一般禾谷类作物不能种植的丘陵地带，容易种植，耐旱，是高产、稳产的作物。

马铃薯起源于南美洲秘鲁以及沿安第斯山麓广大地区。16世纪中期引进我国，主要种植在东北、华北、西北和西南冷凉地区。到目前为止，我国马铃薯的栽培时已有400多年的历史，并积累了丰富的栽培经验。我国马铃薯的栽培研究和品种改良工作始于20世纪30年代，种植面积迅速扩大。从50到80年代，马铃薯科学研究获得很大的进展。

薯类的营养素非常丰厚，不仅富含蛋白质，而且质量好，接近动物性蛋白。它含有特殊的黏蛋白，不但有润肠效用，另有脂类代谢效用，能帮助胆固醇代谢。此外，薯类含有人的身体必需的多种氨基酸，还含有多种维生素。美国营养学家称，"每一餐只要吃全脂奶和土豆，即可获得人的身体需要的全数营养素。"

从新鲜甘薯块根的化学组成中可以看出，以2.5千克鲜薯折成0.5千克粮食计算，其营养成分除脂肪外，其他比大米和白面都高，特别是大米、

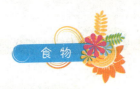

面粉中比较稀缺的赖氨酸的含量丰富，维生素 A、维生素 B_1、维生素 B_2、维生素 C 和尼克酸的含量都比其他粮食高，钙、磷、铁等无机物较多。甘薯中尤其以胡萝卜素和维生素 C 的含量丰富，这是其他粮食作物含量极少或几乎不

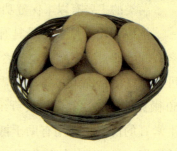

图与文

　　谷物薯类同为主食，能互补营养素。世界卫生组织调查了全世界所有长寿地区的人群，发现都具有 3 个特点：杂食者、劳动者、乐观者，而其中第一点"杂食"就是指食物要"杂"，要"多样"。美国农业部推荐的十大健康食物之中，薯类位居榜首。

含的营养素。所以甘薯若与米、面混食，可提高主食的营养价值。此外，甘薯还是一种生理性碱性食品，人体摄入后，能中和肉、蛋、米、面所产生的酸性物质，故可调节人体的酸碱平衡。甘薯不但营养价值高，而且有很高的药用价值。中医认为，甘薯能补脾胃、养心神、益气力、通乳汁、消疮肿；甘薯中维生素 A 丰富，可治夜盲。

　　营养学家指出，马铃薯为低脂肪、高蛋白、多种维生素和矿物质元素食物，每天食进 150 克马铃薯，可吸入人体所需的 20% 的维生素 C、25% 的钾和 15% 的镁，而不会担心人的体重增加。有关研究文献登载："作为食物，全脂牛奶和马铃薯两样便可提供人体所需的营养物质"。

　　薯类适合婴幼儿、青少年、老人、病人食用，马铃薯营养价值高，每天进食 150 克马铃薯，可吸入人体所需的 20% 的维生素 C、25% 的钾和 15% 的镁。薯类所含营养素丰富，它所含的蛋白质和维生素 C、维生素 B_1、维生素 B_2 比苹果高得多，钙、磷、镁、钾含量也很高，尤其是钾的含量，可以说在蔬菜类里排第一位。薯类中含有大量的优质纤维素，有预防便秘和防治癌症等作用。

　　薯类食物含有人体所需的维生素和矿物质，它能维持和调节机体正常代谢，加强免疫功能，维持人的身体的酸碱平衡，此外还含有丰厚的膳食纤维，能有效地促进人体的新陈代谢，控制脂肪的摄入，减低胆固醇。

薯类的主要有以下保健功效：

抗癌作用。饮食中最具有抗癌作用的营养物质是β—胡萝卜素、维生素C和叶酸，而在红薯中三者含量都比较丰富。一个小红薯（约100克重）可提供2倍量的人体每天所需维生素A、1/3量的每天所需维生素C和约50微克的叶酸；其中膳食纤维的含量高于一碗燕麦粥。β—胡萝卜素和维生素C的抗氧化作用有助于抵抗氧化应激对遗传物质脱氧核糖核酸(DNA)的损伤，起一定的抗癌作用。常吃红薯有助于维持人体的正常叶酸水平，体内叶酸含量过低会增加得癌症的风险。此外，红薯中高含量的膳食纤维有促进胃肠蠕动、预防便秘和结肠直肠癌的作用。美国费城医院从红薯中提取出一种活性物质——去雄酮，它能有效地抑制结肠癌和乳腺癌的发生。

有益于心脏。红薯富含钾、β—胡萝卜素、叶酸、维生素C和维生素B_6，这5种成分均有助于预防心血管疾病。钾有助于人体细胞液体和电解质平衡，维持正常血压和心脏功能。β—胡萝卜素和维生素C有抗脂质氧化、预防动脉粥样硬化的作用。补充叶酸和维生素B_6有助于降低血液中高半胱氨酸水平，后者可损伤动脉血管，是心血管疾病的独立危险因素。

预防肺气肿。美国堪萨斯大学一项动物实验发现，吸烟的大鼠体内维生素A水平较低，容易发生肺气肿；而进食富含维生素A食物的吸烟大鼠则肺气肿发病率明显降低。为什么一些长期吸烟者活到90岁以上但没有发生肺气肿，可能与他们日常饮食中维生素A含量丰富有关。研究人员建议那些吸烟者或被动吸烟者最好每天吃一些富含维生素A的食物如红薯，以预防肺气肿。

和胃健脾。土豆

■图与文

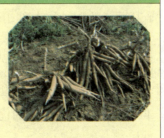

木薯，是灌木状多年生作物。20世纪20年代引入我国，首先在广东省高州一带栽培，随后引入海南岛，现已广泛分布于华南地区，以广西、广东和海南栽培最多，福建、云南、江西等省的南部地区亦有种植。木薯不宜多食，多食会中毒。

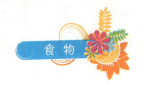

有和胃、调中、健脾、益气的作用，对胃溃疡、习惯性便秘、热咳及皮肤湿疹也有治疗功效。土豆所含的纤维素细嫩，对胃肠黏膜无刺激作用，有解痛或减少胃酸分泌的作用。常食土豆已成为防治胃癌的辅助疗法。中医认为马铃薯"味甘性平无毒，能健脾和胃，益气调中，缓急止痛，通利大便。对脾胃虚弱、消化不良、肠胃不和、脘腹作痛、大便不畅的患者效果显著"。现代研究证明，马铃薯对调节消化不良有特效，是胃病和心脏病患者的良药及优质保健品。马铃薯淀粉在人体内吸收速度慢，是糖尿病患者的理想食疗蔬菜；马铃薯中含有大量的优质纤维素，在肠道内可以供给肠道微生物大量营养，促进肠道微生物生长发育；同时还可以促进肠道蠕动，保持肠道水分，有预防便秘和防治癌症等作用；它还有防治神经性脱发的作用，用新鲜马铃薯片反复涂擦脱发的部位，对促进头发再生有显着的效果。

抗衰老作用。马铃薯含有丰富的维生素 B_1、B_2、B_6 和泛酸等 B 族维生素及大量的优质纤维素，还含有微量元素、氨基酸、蛋白质、脂肪和优质淀粉等营养元素。这些成分在人的肌体抗老防病过程中有着重要的作用。

调节虚弱体质。薯类不仅不会使人发胖，还有愈伤、利尿、解痉的功效。它能防治淤斑、神经痛、关节炎、冠心病，还能治眼痛。薯类含有丰富的钾元素，肌肉无力及食欲不振的人、长期服用利尿剂的人多吃薯类，能够补充体内缺乏的钾；其含有的丰富维生素 C 会抵御坏血病，镁元素则能帮你摆脱恶心、手脚冰冷等问题；高含量的蛋白质和 B 族维生素可以增强体质，同时还具有提高记忆力和让思维清晰等作用。面色苍白的人和不爱吃饭的人最适合吃马铃薯。

源自动物的食物

源自动物的食物，即动物性食物。包括畜禽肉、蛋类、水产品、奶及其制品等，主要为人体提供蛋白质、脂肪、矿物质、维生素 A 和 B 族维生素。

不同类型的动物类食物之间的营养价值相差较大，只是在给人体提供蛋白质方面十分接近。

肉类一般可分为畜肉和禽肉两种，前者包括猪肉、牛肉、羊肉和兔肉等，后者包括鸡肉、鸭肉和鹅肉等。肉类食物中含有丰富的脂肪、蛋白质、矿物质和维生素，碳水化合物较植物性食物少，不含植物纤维素。肉的组分变化不仅取决于肥肉与瘦肉的相对数量，也因动物种类、年龄、育肥程度及所取部位等不同而呈显著差异。

常见的蛋类有鸡蛋、鸭蛋、鹅蛋等，各种禽蛋的营养成分大致相同。鸡蛋蛋清中的蛋白质含量为11%～13%，水分含量为85%～89%；蛋黄中仅含有50%的水分，其余大部分是蛋白质和脂肪，二者的比例为1:2。此外，鸡蛋还含有碳水化合物、矿物质、维生素、色素等。

水产品包括各种鱼类、虾、蟹、贝类和海藻类(海带、紫菜)等，其中以鱼类为最多。鱼类的营养成分因鱼的种类、年龄、大小、肥瘦程度、捕捞季节、生产地区以及取样部位的不同而有所差异。总的来说，鱼肉中蛋白质为主要成分；脂肪含量较低，但其中不饱和脂肪酸较多；鱼肉还含有维生素、矿物质等成分，特别是海产咸水鱼含有一定量的碘盐和钾盐等。对人体健康有重要意义。

奶类是一种营养丰富，容易消化吸收，食用价值很高的食物，不仅含有蛋白质和脂肪，而且含有乳糖、维生素和无机盐等。鲜奶一般含水分87%～89%，蛋白质3%～4%，脂肪3%～5%，乳糖4%～5%，矿物质0.6%～0.78%，还含有少量的维生素。牛奶是人类最普遍食用的奶类，与人乳相比，牛奶含蛋白质较多，而所含乳糖不及

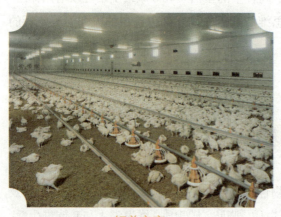

饲养家畜

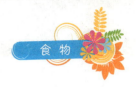

人乳，故以牛奶替代母乳时应适当调配，使其成分接近母乳。

肉、禽、鱼、蛋、奶均属于动物性食物，从营养的角度看，它们不仅含有丰富的蛋白质、脂肪、无机盐和维生素，而且蛋白质的质量高，属优质蛋白。肉、禽、鱼、蛋、奶等食物在营养上主要具有如下几个特点。

蛋白质多而好。肉类的蛋白质主要存在于肌肉中，骨骼肌中除去水分 (约含75%) 之外，基本上就是蛋白质，其含量达20%左右，其他成分 (包括脂肪、碳水化合物、无机盐等) 约占5%；鸡肉蛋白质的含量在20% ~ 25% 之间，鸭肉为13% ~ 17%，鹅肉为11%左右；鱼及其他水产动物种类极多，蛋白质含量相差较大，但大多数在15% ~ 22% 之间；蛋类蛋白质的含量也与蛋的种类、品种、产地等因素有关，鸡蛋为11% ~ 15%，鸭蛋为9% ~ 14%，鹅蛋为12% ~ 13%；鲜奶的主要成分是水，约在85% 以上，牛奶蛋白质的含量在3% ~ 4% 之间，羊奶约为4%，马奶2%，水牛奶4.7%，牦牛奶0.5%。肉禽鱼蛋奶蛋白质的氨基酸组成基本相同，含有人体8种必需氨基酸，而且含量都比较充足，比例也接近人体的需要。都具有很高的生物价，肉、禽、鱼为80左右，奶约为85，蛋最高达94。一般认为蛋中蛋白质几乎能全部被人体消化吸收和利用，为天然食物中最理想的优质蛋白质。所以在进行各种食物蛋白质的营养质量评价时，一般以全蛋蛋白质作为参考蛋白质。各种肉类和奶类的蛋白质消化吸收率也很高，一般达85% ~ 90%。奶中的蛋白质含有丰富的赖氨酸，是谷类食物良好的天然互补食物。肉类的结缔组织中主要组成为胶元蛋白和弹性蛋白。胶元蛋白含有大量的甘氨酸、脯氨酸和羟脯氨酸，而缺乏色氨酸、酪氨酸和蛋氨酸，因此是属于不完全蛋

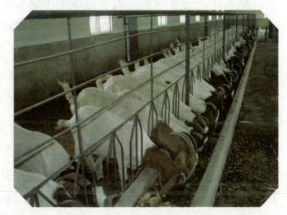

家禽的规模饲养

白质，营养价值较差。

饱和脂肪酸和胆固醇含量较高。肉禽鱼蛋奶所含的脂类物质不完全一样，但一般地说，饱和脂肪酸和胆固醇的含量都比较高。畜肉的脂肪含量依其肥瘦有很大的差异。其组成以饱和脂肪酸为主，多数是硬脂酸、软脂酸、油酸及少量其他脂肪酸。羊脂中的脂肪酸含有辛酸、壬酸等饱和脂肪酸，一般认为羊肉的特殊膻味与这些低级饱和脂肪酸有关。禽肉脂肪熔点较低，在33℃~44℃之间，所含亚油酸占脂肪酸总量的20%。鸡肉脂肪含量约为2%，水禽类为7%~11%。鱼类脂肪含量较低，一般为1%~3%，主要分布在皮下和脏器周围，肌肉中含量很低。鱼脂肪主要由不饱和脂肪酸组成，熔点较低，通常呈液态，人体的消化吸收率为95%左右。海水鱼中不饱和脂肪酸的含量高达70%~80%，用它来防治动脉粥样硬化和冠心病能收到一定的效果。蛋的脂肪含量与蛋的种类有关，去壳的鸡蛋约为10.5%，鸭蛋和鹅蛋约为14.5%。不管是哪种蛋，脂肪主要集中在蛋黄，鸡蛋蛋黄的脂肪含量高达33.3%，鸭蛋和鹅蛋蛋黄脂肪含量更高，达36.2%；蛋白的脂肪含量很低，鸭蛋蛋白含量为0.03%，鸡蛋和鹅蛋为0.02%。蛋中的脂肪主要由不饱和脂肪酸组成，在常温下为液体，容易被人体吸收。蛋黄中含有大量的卵磷脂、脑磷脂和神经鞘磷脂，这些成分都是人脑及神经组织发育生长所必需的营养物质。奶中脂肪的含量也与来源有关，为4.0%左右。

碳水化合物含量低。肉禽鱼蛋奶中碳水化合物的含量都很低，在各种肉类中主要是以糖原的形式存在于肌肉和肝脏，其含量与动物的营养及健壮情况有关。瘦猪肉的含量为：1%~2%，瘦牛肉为2%~6%，羊肉为0.5%~0.8%，兔肉为0.2%左右。各种禽肉碳水化合物的含量都不足1%，北京鸡为0.7%，北京鸭为0.5%，江苏鸡和江苏鸭仅为0.1%。各种鱼类碳水化合物含量相差较大，低的不足0.1%，如海蟹、比目鱼等；高的超过7%，如福建的鲳鱼。蛋品中所含的碳水化合物很少，主要是葡萄糖。由于蛋的容积有限，营养成分主要以脂肪和蛋白质为主，所以糖的含量低，鸡蛋为1%~2%，鸭蛋为0.3%~2%，鹅蛋较高，为3%~4%。

无机盐含量比较齐全。肉类中无机盐的含量与种类及成熟度有关，

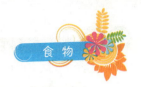

肥猪肉和瘦猪肉分别为 0.70% 和 1.10%；肥牛肉和中等肥度的牛肉分别为 0.97% 和 1.20%；马肉约为 1.00%，羊肉和兔肉也约为 1.00%。肉类是铁和磷的良好来源，并含有一些铜，肌肉中

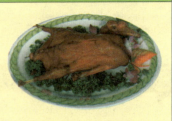

图与文

家禽的饲养驯化，在中国已有数千年的历史，培育出不少世界名贵品种。比如由绿头鸭驯化成的家鸭中，北京鸭是良好的品种，年产 70 ～ 120 个蛋，而且制成的北京烤鸭，其美味已驰名中外。

所含的铁和铜没有肝脏多，钙在肉中的含量比较低，为 7 ～ 11 毫克/100 克。铁在肉类中主要以血红素铁的形式存在，消化吸收率较高，不易受食物中的其他成分干扰。

各种禽类无机盐的含量均在 1% 左右，其内脏的含量稍高，为 1.1% ～ 1.5%。鱼类中无机盐的含量稍高于畜禽类。为 1% ～ 2%。并且是钙的良好来源。海产鱼类还含有丰富的碘。蛋类所含无机盐主要为铁和磷。大部分集中在蛋黄里。蛋白中的含量为 0.6% ～ 0.8%，蛋黄中的含量较高，鸡蛋黄约为 1.10%，鸭蛋黄为 1.20%，鹅蛋黄 1.30%，但蛋中铁的吸收率低。在奶类中含有丰富的无机盐元素，牛奶为 0.7%，羊奶为 0.9%，马奶为 0.4%，水牛奶为 0.8%。奶中除含有钙、磷、镁、钾、钠、硫等外，还含有铜、锌、锰等微量元素。它们在奶中大部分与酸类物质结合成盐类。牛奶中钙与磷的比值为 1.2∶1，接近于人奶（人奶为 1∶1）。但牛奶中铁的含量比人奶低，所以用牛奶喂养婴儿时要注意铁的强化。

维生素含量丰富。肉禽鱼蛋奶均含有丰富的维生素，畜、禽肉及其内脏所含的 B 族维生素比较多，尤其是肝脏是多种维生素的丰富来源，如 100 克羊肝中约含维生素 A 9 毫克，维生素 B_1 0.42 毫克，维生素 B_2 3.57 毫克。尼克酸 18.9 毫克，维生素 C 17 毫克。鱼类也是 B 族维生素的良好来源，如每 100 克鳝鱼、海蟹和河蟹中维生素 B_2 的含量分别达到 0.95 毫克、0.5 毫克和 0.7 毫克。海产鱼类的肝脏所含的维生素 A 和 D 极为丰富，是其他食物无法相比的。

不可小视的豆类及其制品

豆类包括各种豆科栽培植物的可食种子，其中以大豆最为重要，也包括红豆、绿豆、豌豆、蚕豆等各种杂豆。豆类与谷类种子结构不同，其营养成分主要在籽粒内部的子叶中，因此在加工中除去种皮不影响营养价值。

大豆包括黄大豆、青大豆、黑大豆、白大豆等品种子，以黄大豆比较常见。黄大豆的蛋白质含量达35％～45％，是植物中蛋白质质量和数量最佳的作物之一。大豆蛋白质的赖氨酸含量高，但蛋氨酸为其限制氨基酸。

大豆蛋白质的赖氨酸含量是谷物蛋白质的2倍以上，如果与缺乏赖氨酸的谷类配合食用，则能够实现蛋白质的互补作用，使混合后的蛋白质生物价值达到肉类蛋白的水平。这一特点，对于因各种原因不能摄入足够动物性食物的人群特别具有重要意义。因此，在以谷类为主食的我国应大力提倡食用豆类。

大豆的脂肪含量为15％～20％，传统用来生产豆油。大豆油中的不饱和脂肪酸含量高达85％，亚油酸含量达50％以上，油酸达30％以上，维生素E含量也很高，是一种优良的食用油脂。其黄色来自类胡萝卜素。大豆油中的亚麻酸含量因品种不同而有所差异，多在2％～10％之间。低亚麻酸、高油酸和亚油酸的品种受到欢迎，

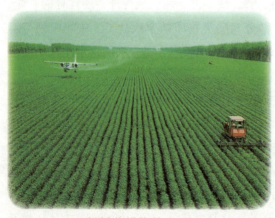

机械化耕作的大豆

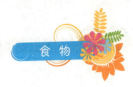

因为高亚麻酸的豆油容易发生油脂氧化，不利加工和储藏。大豆含有较多磷脂，占脂肪含量的 2%～3%。在豆油的精制中，磷脂大部分被分离，成为食品加工中磷脂的主要来源。

大豆含 25%～30% 的碳水化合物，其中 50% 左右是人体所不能消化的棉籽糖和水苏糖，此外还有由阿拉伯糖和半乳糖所构成的多糖。它们在大肠中能被微生物发酵产生气体，引起腹胀。但同时也是肠内双歧杆菌的生长促进因子，因而无碍健康。在豆制品的加工过程中，这些糖类溶于水而基本上被除去，因此食用豆制品不会引起严重的腹胀。

大豆中各种 B 族维生素都比较高，例如维生素 B_1、维生素 B_2 的含量是面粉的 2 倍以上。黄大豆含有少量胡萝卜素。但是，干大豆中不含维生素 C 和维生素 D。

大豆中含有丰富的矿物质，总含量为 4.5%～5.0%。其中钙的含量高于普通谷类食物，铁、锰、锌、铜、硒等微量元素的含量也较高。此外，豆类是一类高钾、高镁、低钠的碱性食物，有利于维持体液的酸碱平衡。需要注意的是，大豆中的矿物质生物利用率较低，如铁的生物利用率仅有 3% 左右。除营养物质之外，大豆还含有多种有益健康的物质，如大豆皂苷、大豆黄酮、大豆固醇、大豆低聚糖等。

除大豆之外，其他各种豆类也具有较高营养价值，包括红豆、绿豆、蚕豆、豌豆、豇豆、芸豆、扁豆等。它们的脂肪含量低而淀粉含量高，被称为淀粉类干豆。淀粉类豆类的淀粉含量达 55%～60%，而脂肪含量低于 2%，所以常被并入粮食类中。它们的蛋白质含量一般都在 20% 以上，其蛋白质的质量较好，富含赖氨酸，但是蛋氨酸不足，因此也可以很好地与谷类食物发挥营养互补作用。淀粉类干豆的 B 族维生素和矿物质含量也比较高，与大豆相当。鲜豆类和豆芽中除含有丰富的蛋白质和矿物质外，其维生素 B_1 和维生素 C 的含量较高，常被列入蔬菜类中。

豆制品包括豆浆、豆腐脑、豆腐、豆腐干、百叶、豆腐乳、豆芽等。豆制品在加工过程中一般要经过浸泡、细磨、加热等处理，使其中所含的抗胰蛋白酶破坏，大部分纤维素被去除，因此消化吸收率明显提高。豆制品

■ 图与文

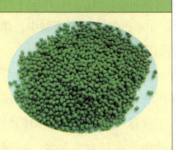

　　绿豆具有粮食、蔬菜、医药等用途，是我国人民的传统豆类食物。绿豆蛋白质的含量几乎是粳米的3倍，多种维生素、钙、磷、铁等矿物质都比粳米多。因此，它不但具有良好的食用价值，还具有非常好的药用价值。绿豆味甘性凉，有清热解毒之功。夏天在高温环境工作的人出汗多，水液损失很大，体内的电解质平衡遭到破坏，用绿豆煮汤来补充是最理想的方法，能够清暑益气、止渴利尿，对维持水液电解质平衡有着重要意义。

的营养素种类在加工前后变化不大，但因水分增多，营养素含量相对较少。豆芽一般是以大豆和绿豆为原料制作的。在发芽前几乎不含维生素 C，但在发芽过程中，其所含的淀粉水解为葡萄糖，可进一步合成维生素 C。

　　豆制品富含蛋白质，其含量与动物性食物相当。例如，豆腐干的蛋白质含量相当于牛肉，达 20% 左右；豆浆和豆奶的蛋白质含量接近牛乳，在 2%～3% 之间；水豆腐的蛋白质含量 5%～8% 之间，相当于猪的五花肉；腐竹的蛋白质含量达 45%～50%，相当于是牛肉干。同时，豆制品中含有一定量的脂肪，但这些脂肪是优质的植物油脂，其中富含必需脂肪酸和磷脂，不含胆固醇。

　　各种豆类中都含有一些抗营养物质，它们不利于豆类中营养素的吸收利用，甚至对人体健康有害。这些物质统称为抗营养因子。多种豆类都含有蛋白酶抑制剂，它们能够抑制人体内胰蛋白酶、胃蛋白酶、糜蛋白酶等蛋白酶的活性，其中研究比较多的是大豆胰蛋白酶抑制剂。由于存在这类物质，生大豆的蛋白质消化吸收率很低。在水中加热处理可以使这种物质失活。红细胞凝集素也存在于多种豆类中。它是一类糖蛋白，能够特异性地与人体的红细胞结合，使红细胞发生凝聚作用，对人体有一定毒性。适当的湿热处理可使这种蛋白质失活，蛋白酶处理也可使之分解。

　　豆类中所含的大量植酸会妨碍钙和铁的吸收；大豆中还含有丰富的脂氧合酶，它不仅是豆腥味的起因之一，而且在储藏中容易造成不饱和脂肪

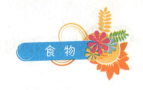
酸的氧化酸败和胡萝卜素的损失。

豆类中所含有的低聚糖在经大肠细菌的发酵，产生二氧化碳、甲烷、氢气等，使人腹胀不适，过去也作为抗营养因素对待，实际上它们对营养的吸收并无妨碍。

餐餐都要有的蔬菜类

蔬菜，是指可以做菜、烹饪成为食物的，除了粮食以外的其他植物（多属于草本）。可分为瓜类、绿叶类、茄果类、白菜类、块茎类、真根类、葱蒜类、甘蓝类、豆荚类、多年生菜类、水生菜类、菌类和其他类。

蔬菜是人们日常饮食中必不可少的食物之一。蔬菜可提供人体所必需的多种维生素和矿物质。据国际粮农组织1990年统计，人体必需的维生素C的90%、维生素A的60%来自蔬菜。此外，蔬菜中还有多种多样的植物化学物质，是人们公认的对健康有效的成分，如：类胡萝卜素、二丙烯化合物、甲基硫化物等。目前果蔬中的营养素可以有效预防慢性、退行性疾病的多种物质正在被人们研究发现。

蔬菜是人们生活中必不可少的食物之一。但是，对于蔬菜的营养价值，有些人却了解得不甚清楚。蔬菜的营养不可低估众所周知，蔬菜可提供人体所必需的多种维生素和矿物质，国际粮农组织统计人体必需的维生素C的90%、维生素A的60%来自蔬菜，可见蔬菜对人类健康的贡献。此外，蔬菜中还有多种多样的植物化学物质是人们公认的对健康有效的成分，如：类胡萝卜素、二丙烯化合物、甲基硫化物等。目前果蔬中的营养素可以有效预防慢性、退行性疾病的多种物质正在被人们研究发现。

黄瓜：黄瓜中含有的丙醇二酸，有助于抑制各种食物中的碳水化合物在体内转化为脂肪。

白萝卜：白萝卜含有辛辣成分芥子油，促进脂肪新陈代谢，可避免脂

17

■图与文

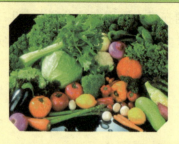

研究发现，蔬菜中有许多维生素、矿物质以及相关的植物化学物质、酶等都是有效抗氧化剂，所以蔬菜不仅是低糖、低盐、低脂的健康食物，同时还能有效地减轻环境污染对人体的损害，同时蔬菜还对各种疾病起到预防作用。

肪在皮下堆积。

椰菜：椰菜含丰富高纤维成分，配合番茄、洋葱、青椒等材料可煲成瘦身汤，肚子饿的时候很管用，低卡又饱肚。

芦笋：芦笋含丰富维生素 A 同 C，用来做沙拉是个不错之选，或者闲时煲熟做一杯芦笋，看电视听歌时可当小食充饥，健康又不会肥胖。

竹笋：低脂、低醣、多粗纤维的竹笋可防止便秘，但胃溃疡者不要多吃。

茄子：有科学研究指出，茄子在一顿正餐中可以发挥阻止吸收脂肪作用，同时蕴含维生素 A、B 及 C，对减肥人士而言系一种好吃又有益食物。

扁豆：若配合绿叶菜食用，可以加快身体的新陈代谢。

冬瓜：冬瓜含有丰富的蛋白质、粗纤维、钙、磷、铁、胡萝卜素等等。内含丙醇二酸，可阻止体内脂肪堆积。肥胖者大多水分过多。冬瓜还可以利尿，每天用冬瓜适量烧汤喝可以减肥。

芹菜：含有维生素 A 及 C，但大部分为水分及纤维素，所以热量很低，吃多了不怕胖。

绿豆芽：含磷、铁、大量水分，可防止脂肪在皮下形成。现代人多缺少纤维素，所以多吃绿豆芽对健康有益。炒时加入一

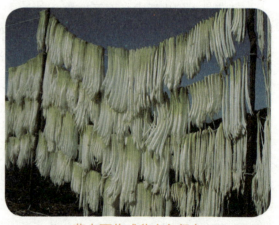

萝卜可作成萝卜条保存

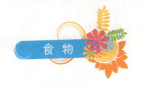

点醋，以防维生素B流失，又可以加强减肥作用。

紫菜：除了含有丰富的维生素 A、B$_1$及 B$_2$，最重要的就是它蕴含丰富的纤维素及矿物质，可以帮助排走身体内之废物及积聚的水分。

菠菜：因为它可

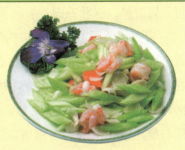

■图与文

西芹又称洋芹、美芹，是从欧洲引进的芹菜品种，植株紧凑粗大，叶柄宽厚，实心。质地脆嫩，有芳香气味。可以分黄色种、绿色种和杂色种群3种。西芹是外国种，芹菜（亦称唐芹）是中国种。两种都能降血压，但唐芹效力较佳。两种都含纤维，能通大便，但西芹纤维较丰富。

以促进血液循环，这样就可以令距离心脏最远的一双腿，都吸收到足够的养分，平衡新陈代谢，具有排毒瘦身的效果。

西芹：西芹一方面含有大量的钙质，可以补"脚骨力"，另一方面亦含有钾，可减少身体的水分积聚。

白菜：白菜含有大量的水分，营养丰富，减肥效果快速，不反弹。

据研究发现，蔬菜中有许多维生素、矿物质微量元素以及相关的植物化学物质、酶等都是有效抗氧化剂，所以蔬菜不仅是低糖、低盐、低脂的健康食物，同时还能有效地减轻环境污染对人体的损害，同时蔬菜还对各种疾病起预防作用。

蔬菜有"四性"，即寒、凉、温、热4种属性，介于这四者中间的为平性。中医将食物分成四性，是指人体吃完食物后的身体反应。如吃完之后身体有发热的感觉为温热性，如吃完之后有清凉的感觉则为寒凉性。了解食物的属性，再针对自己的体质食用，对身体大有裨益。寒性的主要蔬菜有芹菜、大白菜、空心菜，其功效清热降火、解暑除燥，能消除或减轻热证。适应的体质为温热性，如容易口渴、怕热、喜欢冷饮或寒性病症者。凉性蔬菜有冬瓜、白萝卜、莴笋。温性的主要蔬菜有生姜、韭菜、蒜、香菜、葱，可抵御寒冷、温中补虚，消除或减轻寒证，适应于寒凉，如怕冷、手脚冰凉、喜热饮的人或热性病症者。平性的主要蔬菜有黄花菜、银耳、胡萝卜，可开胃健脾，强壮补虚，容易消化，各种体质都能食用。

根据相关国家的医学机构研究表明，人每天至少要食用 500 克左右的蔬菜。一方面维生素不能代替蔬菜，因为蔬菜中的维生素是按一定比例存在的天然成分，是多种维生素的集合体；而且维生素制剂多数是人工合成的，两者在性质上会有所差别。蔬菜中还有一些虽然不是维生素但对人体的作用与维生素类似的天然物质如叶绿素等，所以蔬菜对健康的作用更全面；当然蔬菜中还含有矿物质、微量元素、碳水化合物、纤维素等非维生素类营养成分，营养更全面。因此，想用维生素制剂代替蔬菜几乎是不可能的。

另一方面，蔬菜也不能代替维生素制剂。以维生素 C 为例，据统计目前我国有约 30% 的人缺乏维生素 C，这是因为，要达到身体需要，每天要吃 500 克的蔬菜和 250 克的水果，包括辣椒、菠菜、西红柿、菜花、苦瓜等以及水果中的柑橘、红果、草莓、橙子、猕猴桃和酸枣，并且，要深色和浅色各占一半，这很难做到。维生素 C 是水溶性的成分，所以在洗菜时，很容易丢失；维生素 C 怕高温，烹调时温度过高或加热时间过长，蔬菜中维生素 C 会大量破坏；维生素 C 容易被空气氧化，蔬菜水果存放的时间越长维生素 C 受到损失就越大。

天天不能少的水果类

水果是指多汁且有酸甜味的植物果实，不但含有丰富的营养且能够帮助消化。是对部分可以食用的植物果实和种子的统称。

我们知道，水果含维生素 C 的含量较多。像猕猴桃、鲜枣、草莓、枇杷、橙、橘、柿子等含有丰富的维生素 C。以 100 克水果的维生素 C 的含量来计算，猕猴桃含 420 毫克，鲜枣含 380 毫克，草莓含 80 毫克，橙含 49 毫克，枇杷含 36 毫克，橘、柿子各含 30 毫克，香蕉、桃子各含 10 毫克，葡萄、

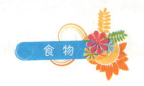

无花果、苹果各自只有 5 毫克，梨仅含 4 毫克。据测定，成人一天需要 60 毫克维生素 C，假如要从维生素 C 含量很少的水果中摄取，则无花果需要 25 个，梨需要 14 个，葡萄需要 1.5 千克左右。因此，只吃一两个维生素 C 含量少的水果，实际上并没有什么帮助。可是，如果是含维生素 C 较高的猕猴桃、柑橘或柿子，一天一两个就够了。如果是鲜枣或草莓，只要五六粒，即可摄取到一天所需的维生素 C。所以，要想补充足够的维生素 C，吃水果时应有所选择。还有一些因素影响着水果中维生素 C 的含量。比如，一些水果为了预防虫害及日晒，在生长过程中常用纸袋包裹起来，结果造成维生素 C 含量减少；夏季水果丰收，储藏于冷库，冬天出售时，水果的维生素 C 含量也会减少；现代家庭一般都有冰箱，许多人喜欢买大量水果放入。但水果存放的时间越长，维生素 C 损失就越多。

另外，一些水果还有预防疾病和保健的作用。比如山楂、西瓜、梨、菠萝等有降血压的功能；苹果、香蕉、芒果、木瓜、猕猴桃等含有叶酸，在各种维生素中，叶酸与 DNA 的生成有关，怀孕初期，叶酸对细胞繁殖与修复很重要，它帮助胚胎神经系统的良好发育，预防孕妇贫血。

在减缓衰老的水果中，猕猴桃被认为是最接近完善的水果，它含有在丰富的维生素 C、A、E，叶酸和微量元素钾、镁及食物纤维等营养成分，而热量却很低。这都使猕猴桃能为工作节奏快、精神紧张的现代都市人注入生命的活力。另外，猕猴桃中所含的氨基酸，能帮助人体制造激素，减缓衰老。因为猕猴桃性寒，所以怀孕的妈妈最好少吃。

有减肥效果的水果是苹果、西柚、火龙果、榴莲。因为它们含有丰富的食物纤维，纤维是不能为小肠所消化的碳水化合

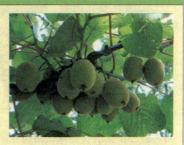

■图与文

猕猴桃含有丰富的维生素 C，可强化免疫系统，促进伤口愈合和对铁质的吸收；它所富含的肌醇及氨基酸，可抑制抑郁症，补充脑力所消耗的营养；它的低钠高钾的完美比例，可补充熬夜加班所失去的体力。

物，在结肠内，纤维可提供给肠腔营养物质，这有助于促进身体的新陈代谢以及帮助抑制食欲。

保养皮肤的水果有香蕉、芒果、哈密瓜、草莓、橙子、苹果。人体的面部天天暴露在外，受空气中有害物质的损伤和紫外线的照射，以至毛细血管收缩，皮脂腺分泌减少，皮肤变得干燥、脱水。水果中含丰富的抗氧化物质维生素E和微量元素，可以滋养皮肤，其美容效果可不是一般的化妆品可比的。而且如果你吸烟或发胖，那也暗示你体内脂肪组织缺乏这些重要成分。

保护眼睛的水果有猕猴桃、柠檬。眼睛的眼底分布着许多毛细血管，维生素C的作用就是在于它可以使眼底供血得到保证。

能起到抗癌作用的水果有香蕉、猕猴桃、葡萄、橙子、苹果。平时饮食中多摄入水果，可降低患乳腺癌、前列腺癌和肺癌的几率。这是因为水果中含有人体所必需的微量元素。多食苹果、西柚、山楂有降低胆固醇的功效。

有人错误地认为，水果所含营养成分高，多吃对人有好处。其实不然。比如，苹果含有糖分和钾盐，吃多了对心脏不利，冠心病、心肌梗死、肾炎、糖尿病患者不宜多吃；柑橘性凉，肠胃不适，肾肺虚寒的老人不能多吃；梨子含糖较多，糖尿病人吃多了会引起血糖升高；柿子含有单宁、柿胶酚，胃肠不好或便秘患者应少吃，否则容易形成柿石；菠萝含有丰富的维生素A、B、C，以及柠檬酸、蛋白酶等，而且有消食止泻、降压利尿等功效。但是，有些特异体质的人吃了后会发生阵阵腹痛，甚至呕吐等不

■ 图与文

山楂有重要的药用价值，自古以来，就成为健脾开胃、消食化滞、活血化痰的良品。山楂以果实作药用，味酸甘，性微温，入脾、胃、肝经，有消食健胃、活血化淤、收敛止痢之功能。但山楂只消不补，脾胃虚弱者不宜多食，健康的人食用山楂也应有所节制。

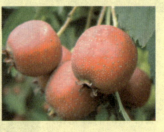

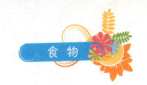

适症，最好把削好的菠萝放在淡盐水中浸泡后再吃。山楂食用过多会伤人中气，因为山楂含有大量的维生素 C 和果酸等成分，是破气去积滞之品，平素脾胃虚弱或正服食人参等补气药的人不宜食用。儿童处在换牙时期，如经常大量食用，对牙齿的生长不利，而且影响食欲。西瓜性寒，过多食用易造成胃寒、腹满腹胀、肠胃消化力下降等不良症状。香蕉中含有较多的镁、钾等元素，这些矿物质元素虽然是人体健康所必需的，但若在短时间内一下子摄入过多，就会引起血液中镁、钾含量急剧增加，造成体内钾、钠、钙、镁等元素的比例失调，对健康产生不良影响。此外，多吃香蕉还会因胃酸分泌大大减少而引起胃肠功能紊乱和情绪波动过大。

许多孩子喜欢水果的香甜，不爱吃蔬菜。于是，有些父母就用水果来代替蔬菜，这种做法是不对的。水果与蔬菜的成分不同，新鲜水果中主要成分是维生素 C、有机酸及无机盐，还有少量的糖，而新鲜蔬菜中含有的维生素 C、矿物质及纤维素比水果多。纤维素可以促使肠蠕动，防止便秘。有些蔬菜中含有一些植物化学物质，可以抗癌，防止血管硬化。因此，水果与蔬菜提供的营养素并不相同，不能互相替代。

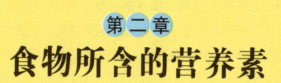

第二章

食物所含的营养素

人体的一切生命活动都需要能量，如物质代谢的合成反应、肌肉收缩、腺体分泌等等。而这些能量主要来源于食物。动、植物性食物中所含的营养素可分为七大类: 蛋白质、脂类、碳水化合物（糖类）、矿物质、维生素和膳食纤维，加上水则为七大类。其中，碳水化合物（糖类）、脂肪和蛋白质经体内氧化可释放能量。三者统称为"产能营养素"。

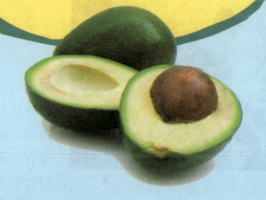

构成细胞的蛋白质

蛋白质是生命的物质基础，没有蛋白质就没有生命。因此，它是与生命及与各种形式的生命活动紧密联系在一起的物质。机体中的每一个细胞和所有重要组成部分都有蛋白质参与。蛋白质占人体重量的 16% ~ 20%，即一个 60kg 重的成年人其体内约有蛋白质 9.6 ~ 12kg。人体内蛋白质的种类很多，性质、功能各异，但都是由 20 多种氨基酸按不同比例组合而成的，并在体内不断进行代谢与更新。

蛋白质是一类结构复杂、性质独特的物质，其英文名词的译意是"第一"和"首要"，这充分说明了蛋白质在人体生命中的重要性。自从化学家马尔德发现蛋白质迄今，100 多年的研究证实，一切生命——从最原始的单细胞生物直到高等动物，它们的所有组织和器官，无不是以蛋白质作为基础物质的。人体各器官如心、肝、肾、肺、脑以及皮肤、肌肉、血液、毛发、指甲等等，都是由蛋白质构成的；调节代谢过程的激素，如甲状腺素、胰岛素以及催化其化学反应的各种酶、能增强人体防御功能的抗体，也是蛋白质及其衍生物。蛋白质不仅是人体的基础构造材料，而且还参与各种生理活动，如食物的消化、氧气的运输、心脏的跳动、肌肉的收缩等，都与各种蛋白质精巧的生物学功能有关。此外，蛋白质与核酸在机体的生长、修复、后代的繁殖和遗传上，亦

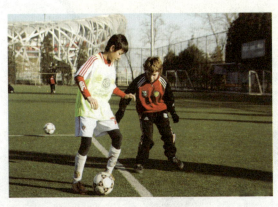

蛋白质是构成生命的物质基础

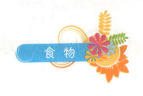

食 物

具有主导作用。

机体中蛋白质和其他物质一样，也要不断地进行新陈代谢、除旧更新，以维持机体的氮平衡，因此要不断从外界摄取食物蛋白质。正常的成年人，每天约有 20 克蛋白质被分解，与此同时，新的蛋白质也在不断地合成。食物中的蛋白质除供人体构造和修补组织所需外，还可供给热能。每克蛋白质在体内氧化产热 4 千卡（16.65 千焦）。

在人体所需的七大营养素中，蛋白质是首要的，第一位的。因此，衡量膳食质量，首先要看蛋白质在量和质上是否适合人体需要；评价人体健康与否，首要也是要看机体蛋白质水平。

蛋白质是组成细胞的重要成分，而人体的组织器官都是由细胞组成的，因此，人体的生长发育离不开蛋白质。人体内有许多重要的生理作用，都是在具有催化作用的酶和激素的参与下完成的。酶和激素是由蛋白质构成的，运送氧气的血红蛋白以及具有收缩功能的肌纤维蛋白和构成人体支架的胶原蛋白，也都是由蛋白质构成的。

人体血液酸碱度及渗透压的平衡，水分在体内的合理分布，以及遗传信息的传递也都需要蛋白质的参加。人体用以战胜传染病的特异性免疫球蛋白——抗体，是一种特殊的蛋白质——球蛋白。

一个健康人，每两分钟就有约 10 亿红细胞制造出来，而红细胞需用蛋白质来制造。人的大脑实质重量的 51%，周围神经重量的 29% 由蛋白质

图与文

在每 100 克食物中，肉类含蛋白质 10～20 克，鱼类含 15～20 克。动物性食物比植物性食物含量多，豆类含量很多。

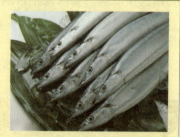

判断蛋白质质的优劣主要有 3 点：其一是蛋白质被人体消化、吸收得越彻底，其营养价值就越高。其二被人体吸收后的蛋白质，利用程度越高，其营养价值也越高。其三看所含必需氨基酸是否丰富，种类是否齐全。种类齐全，数量充足，比例适当，叫完全蛋白质，如动物蛋白质和豆类蛋白质。

构成。人体的头发、指甲也都是用蛋白质制造的。婴幼儿缺乏蛋白质，不仅会影响生长、发育，还会影响智力；导致肌肉松弛，缺乏弹性，甚至萎缩；抗体生长减少而影响免疫力。

充足的蛋白质可以使人精力旺盛心情愉快。缺乏蛋白质可造成血压过低、贫血、身体功能障碍、无法产生将食物分解为能量的酶等，这些都无法在短期内得到改善。贫血，亦即红细胞不足，较常发生于妇女和儿童。红细胞的成分几乎完全是蛋白质，只要蛋白质摄取量稍微不足，就容易发生贫血。酶主要是由蛋白质构成的有机物质，蛋白质的重要性，即在于能形成某些酶。缺乏蛋白质时，无法形成充足的酶，导致身体许多生理功能失调，疲劳即为功能失调的表现之一。

当蛋白质摄取不足时，消化壁及韧带松弛会导致内脏器官的位置改变，例如胃下垂、肠子在骨盆内套叠、子宫或膀胱倾斜及其他内脏移位等。松弛的小肠壁肌肉无法正常地吸收养分，许多未充分消化的食物聚积在大肠里，滋生无数的腐化细菌，形成胀气；松弛的大肠肌肉无力将体内的废料排出体外，也容易形成便秘，必须依赖药物治疗，如服食泻药等，使食物加速排出体外；食物中的蛋白质来不及被吸收，灌肠剂残留在体内，也会磨损肠壁肌肉。要恢复正常的消化功能，根本之道是摄取充足的蛋白质。总之，蛋白质是维护生命的重要物质。

脂类宜少取

脂类是油、脂肪、类脂的总称。食物中的油脂主要是油和脂肪，一般把常温下是液体的称作油，而把常温下是固体的称作脂肪。脂肪所含的化学元素主要是 C、H、O，部分还含有 N、P 等元素。

脂肪是由甘油和脂肪酸组成的三酰甘油酯，其中甘油的分子比较简单，而脂肪酸的种类和长短却不相同。因此脂肪的性质和特点主要取决于脂肪

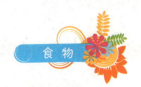

酸，不同食物中的脂肪所含有的脂肪酸种类和含量不一样。自然界有 40 多种脂肪酸，因此可形成多种脂肪酸甘油三酯。脂肪酸一般由 4 个到 24 个碳原子组成。脂肪酸分三大类：饱和脂肪酸、单不饱和脂

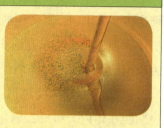

图与文

一般把常温下是液体的称作油，而把常温下是固体的称作脂肪。脂肪所含的化学元素主要是 C、H、O，部分还含有 N，P 等元素。

肪酸、多不饱和脂肪酸。脂肪在多数有机溶剂中溶解，但不溶解于水。

人体内的脂类，分成两部分，即：脂肪与类脂。脂肪，又称为真脂、中性脂肪及三酯，是由一分子的甘油和三分子的脂肪酸结合而成。脂肪又包括不饱和与饱和两种，动物脂肪以含饱和脂肪酸为多，在室温中呈固态。相反，植物油则以含不饱和脂肪酸较多，在室温下呈液态。类脂则是指胆固醇、脑磷脂、卵磷脂等。综合其功能有：脂肪是体内贮存能量仓库，主要提供热能；保护内脏，维持体温；协助脂溶性维生素的吸收；参与机体各方面的代谢活动等等。

脂肪是甘油和三分子脂肪酸合成的三酰甘油三酯。脂类可分为：一类是中性脂肪：即三酰甘油，是猪油、花生油、豆油、菜油、芝麻油的主要成分。一类是类脂，包括磷脂：卵磷脂、脑磷脂、肌醇磷脂。糖脂：脑苷脂类、神经节苷脂。脂蛋白：乳糜微粒、极低密度脂蛋白、低密度脂蛋白、高密度脂蛋白。类固醇：胆固醇、麦角固醇、皮质甾醇、胆酸、维生素 D、雄激素、雌激素、孕激素。

在自然界中，最丰富的是混合的三酰甘油，在食物中占脂肪的 98%，在身体里占 28% 以上。所有的细胞都含有磷脂，它是细胞膜和血液中的结构物，在脑、神经、肝中含量非常高，卵磷脂是膳食和体内最丰富的磷脂之一。4 种脂蛋白是血液中脂类的主要运输工具。

脂类也是组成生物体的重要成分，如磷脂是构成生物膜的重要组分，油脂是机体代谢所需燃料的贮存和运输形式。脂类物质也可为动物机体提

供溶解于其中的必需脂肪酸和脂溶性维生素。某些萜类及类固醇类物质如维生素 A、D、E、K、胆酸及固醇类激素具有营养、代谢及调节功能。有机体表面的脂类物质有防止机械损伤与防止热量散发等保护作用。脂类作为细胞的表面物质，与细胞识别，种特异性和组织免疫等有密切关系。

脂肪的生理功能包括：一是生物体内储存能量的物质并给予能量。1克脂肪在体内分解成二氧化碳和水并产生 38kJ（9kcal）能量，比 1 克蛋白质或 1 克葡萄糖高一倍多。二是构成一些重要生理物质，脂肪是生命的物质基础。是人体内的三大组成部分 (蛋白质、脂肪、糖类) 之一。磷脂、糖脂和胆固醇构成细胞膜的类脂层，胆固醇又是合成胆汁酸、维生素 D_3 和类固醇激素的原料。三是维持体温和保护内脏、缓冲外界压力。皮下脂肪可防止体温过多向外散失，减少身体热量散失，维持体温恒定。也可阻止外界热能传导到体内，有维持正常体温的作用。内脏器官周围的脂肪垫有缓冲外力冲击保护内脏的作用。减少内部器官之间的摩擦。四是提供必需脂肪酸。五是脂溶性维生素的重要来源。鱼肝油和奶油富含维生素 A、D，许多植物油富含维生素 E。脂肪还能促进这些脂溶性维生素的吸收。六是增加饱腹感。脂肪在胃肠道内停留时间长，所以有增加饱腹感的作用。

人体营养过多时，过剩的糖、蛋白质等可转变成脂肪的形式贮存起来，一般可达几千克或几十千克，越是胖人脂肪的贮存量越多。一旦营养缺乏，则又可把脂肪转化为碳水化合物供人体之需。因此，胖人比瘦人耐饥饿、耐消耗。把糖转变成脂肪形式贮存的好处是体积小、含水量少。脂肪氧化提供的能量，

■图与文

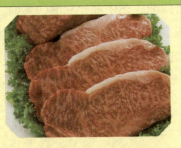

含脂肪的食物很多，蔬菜、水果也含脂肪，但含量极其有限。脂肪也有对身体有益的，譬如：单不饱和脂肪酸和多不饱和脂肪酸，甚至胆固醇对人来说也是不可缺少的；重要的是适量；人平时食用脂肪酸的比例最好是：单不饱和脂肪酸:多不饱和脂肪酸:饱和脂肪酸 =1:1:1. 摄入量每天最好不要超过 30 克。

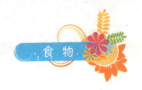

一般比同等量的糖氧化所释放的能量多 1 倍。

　　人体细胞的主要成分是以磷脂和胆固醇为代表的可溶解于脂肪的物质，脑细胞和神经细胞中含量最多。一些胆固醇还是制造体内固醇类激素的必需物质，如肾上腺皮质激素、性激素等。

　　日常生活中，我们发现放油少的菜不好吃？这是什么原因？很简单，脂肪可增加风味。此外，脂肪还可促进溶解在脂肪中的维生素 A、维生素 B、维生素 E、维生素 K 的吸收与利用。脂肪大部分贮存在皮下，可调节体温，防止热能散失。脂肪分布填充在各内脏器官间隙中，这样还可以使其免受震动和机械损伤，从而起到很好的保护作用。

快速化为能量的糖类

　　糖是人体所必需的一种营养素，经人体吸收之后马上转化为碳水化合物，以供人体能量。所以糖类又称为碳水化合物。糖主要分为单糖、双糖和多糖。

　　单糖，也就是我们说的葡萄糖，分子式为 $C_6H_6O_5$ 单分子链，人体可以直接吸收再转化为人体之所需。双糖，即食用糖，如白糖、红糖及食物中转化的糖。分子式为 $C_{12}H_{22}O_{11}$，人体不能直接吸收，须经胰蛋白酶转化为单糖再被人体吸收利用。平常所说的糖主要包括：甘蔗糖、甜菜糖、雅津甜高粱糖等。多糖则是由 10 个以上单糖通过糖苷键连接而成

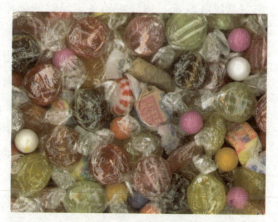

糖类又称为碳水化合物

的线性或分支的聚合物。

糖类因其含有碳、氢、氧3种元素，而氢、氧比例又和水相同，故名碳水化合物。单糖是最常见、最简单的碳水化合物，有葡萄糖、果糖、半乳糖和甘露糖，易溶于水，不经过消化液的作用可以直接被肌体吸收利用，人体中的血糖就是单糖中的葡萄糖。双糖常见的有蔗糖、麦芽糖和乳糖，由两分子单糖组合而成，易溶于水，需经分解为单糖后，才能被肌体吸收利用。多糖主要有淀粉、纤维素和糖原，其中淀粉是膳食中的主要成分，由于多糖是由成百上千个葡萄糖分子组合而成，不易溶于水，因此须经过消化酶的作用，才能分解成单糖而被肌体吸收。

碳水化合物在人体内主要以糖原的形式储存，量较少，仅占人体体重的2%左右。

在人体中，碳水化合物的主要生理作用表现在5个方面：首先是提供热能。人体中所需要的热能60%～70%来自于碳水化合物，特别是人体的大脑，不能利用其他物质供能，血液中的葡萄糖是其唯一的热能来源，当血糖过低时，可出现休克、昏迷甚至死亡。其次是构成肌体和参与细胞多种代谢活动。在所有的神经组织和细胞核中，都含有糖类物质，糖蛋白是细胞膜的组成成分之一，核糖和脱氧核糖参与遗传物质的构成。糖类物质还是抗体、某些酶和激素的组成成分，参加肌体代谢，维持正常的生命活动。第三是保肝解毒。当肝脏储备了足够的糖原时，可以免受一些有害物质的损害。对某些化学毒物如四氯化碳、酒精、砷等有较强的解毒能力。此外，对各种细菌感染引起的毒血症，碳水化合物也有较强的解毒作用。第四是帮助脂肪代谢。脂肪氧化供能时必须依靠碳水化合物供给热能，才能氧化完全。糖不足时，脂肪氧化不完全，就会产生酮体，甚至引起酸中毒。第五是节约蛋白质。在某些情况下，当膳食中热能供给不足时，肌体首先要消耗食物和体内的蛋白质来产生热能，使蛋白质不能发挥其更重要的功能，影响肌体健康。

植物性食物是碳水化合物的主要来源，而谷类又是人类植物饮食中可利用的碳水化合物的主要来源。中国人以水稻（大米）和小麦（面粉）

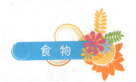

为主要粮食食物，其他一些粗粮如玉米、小米、高粱米人们也常食用，这些食物都是碳水化合物的主要来源。薯类食品也作用碳水化合物为人肌体提供热量。其中粮食中含碳水化合物大约 60% ~ 78%，薯类食品含碳水化合物为 24% 左右。水果由于含水量较大，其碳水化合物的含量比谷类少。

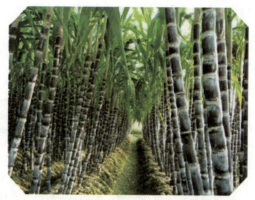

甘蔗可制成蔗糖

在新鲜水果中蔗糖含量为 6% ~ 25%，干果具有更高的含糖量，含糖量为 50% ~ 90%。蔬菜也可供给少量碳水化合物。用作食物的蔬菜是叶、茎、种子、花、果实、块根和块茎。块根、块茎含淀粉较多，含糖量较高，其他含糖量较低，大约 3% ~ 5%。大多数动物性食物含糖量很少。

饮食中的单糖、双糖主要来自蔗糖、糖果、甜食、糕点、甜味水果、含糖饮料和蜂蜜等。一般认为。纯糖的摄入不宜过多，成人以每日 25 克为宜。

维生素多摄取

维生素俗称维他命，通俗来讲，即维持生命的物质，是维持人体生命活动必须的一类有机物质，也是保持人体健康的重要活性物质。维生素在体内的含量很少，但不可或缺。各种维生素的化学结构以及性质虽然不同，但它们却有着以下共同点：①维生素均以维生素原（维生素前体）的形式存在于食物中。②维生素不是构成机体组织和细胞的组成成分，它也不会产生能量，它的作用主要是参与机体代谢的调节。③大多数的维生素，机体不能合成或合成量不足，不能满足机体的需要，必须经常通过食物中获得。

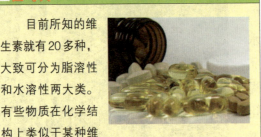

目前所知的维生素就有20多种，大致可分为脂溶性和水溶性两大类。有些物质在化学结构上类似于某种维生素，经过简单的代谢反应即可转变成维生素，此类物质称为维生素原，例如β—胡萝卜素能转变为维生素A；7—脱氢胆固醇可转变为维生素 D₃；但要经许多复杂代谢反应才能形成。

④人体对维生素的需要量很小，日需要量常以毫克（mg）或微克（μg）计算，但一旦缺乏就会引发相应的维生素缺乏症，对人体健康造成损害。

维生素与碳水化合物、脂肪和蛋白质三大物质不同，在天然食物中仅占极少比例，但又为人体所必需。有些维生素如 B 等能由人体肠道内的细菌合成，合成量可满足人体的需要。人体细胞可将色氨酸转变成烟酸（一种 B 族维生素），但生成量不敷需要；维生素 C 除灵长类（包括人类）及豚鼠以外，其他动物都可以自身合成。

维生素是人营养、生长所必需的某些少量有机化合物，对机体的新陈代谢、生长、发育、健康有极重要作用。如果长期缺乏某种维生素，就会引起生理功能障碍而发生某种疾病。一般由食物中取得。现在发现的有 20 余种，如维生素 A、维生素 B、维生素 C 等。

维生素是人体代谢中必不可少的有机化合物。人体犹如一座极为复杂的化工厂，不断地进行着各种生化反应。其反应与酶的催化作用有密切关系。酶要产生活性，必须有辅酶参加。已知许多维生素是酶的辅酶或者是辅酶的组成分子。因此，维生素是维持和调节机体正常代谢的重要物质。可以认为，最好的维生素是以"生物活性物质"的形式，存在于人体组织中。

维生素是个庞大的家族，目前所知的维生素就有 20 余种，大致可分为脂溶性和水溶性两大类。有些物质在化学结构上类似于某种维生素，经过简单的代谢反应即可转变成维生素，此类物质称为维生素原，例如 β—胡萝卜素能转变为维生素 A；7—脱氢胆固醇可转变为维生素 D₃；但要经许多复杂代谢反应才能成为尼克酸的色氨酸则不能称为维生素原。水溶性维生

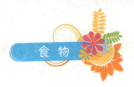

素不需消化，直接从肠道吸收后，通过循环到机体需要的组织中，多余的部分大多由尿排出，在体内储存甚少。脂溶性维生素溶解于油脂，经胆汁乳化，在小肠吸收，由淋巴循环系统进入到体内各器官。体内可储存大量脂溶性维生素。维生素 A 和 D 主要储存于肝脏，维生素 E 主要存于体内脂肪组织，维生素 K 储存较少。水溶性维生素易溶于水而不易溶于非极性有机溶剂，吸收后体内贮存很少，过量的多从尿中排出；脂溶性维生素易溶于非极性有机溶剂，而不易溶于水，可随脂肪为人体吸收并在体内蓄积。

维生素既不是构成组织的原料，也不是供应能量的少的一大类物质，但它能帮助体内生理作用的进行，是人体不可缺少的一大类物质。大多数维生素是某些酶的辅酶组成成分，在物质代谢中起着重要作用。维生素的种类很多，目前已知的有 20 多种，它们的作用各不相同，现把 A、B、C、D 四种维生素的作用简单介绍一下。

维生素 A 是合成视网膜细胞必需的原料，缺乏时出现黄昏时视物不清的夜盲症。维生素 A 又是维持人体上皮组织健全的必需物质，缺乏时皮肤干燥、增生、角质化，抵抗微生物侵袭的能力降低。维生素 A 还可以促进正常的生长发育，儿童缺乏时会出现生长停顿、发育不良。肝脏、奶、蛋黄等食物中含有丰富的维生素 A。

B 族维生素对人体有多方面的作用。例如维生素 B_1 能维持人体正常的新陈代谢和神经系统的正常生理功能，缺乏时容易患神经炎，或食欲不振、消化不良，严重的还会患脚气病，出现下肢沉重、手足皮肤麻木、心跳加快等症状。谷类的外皮和胚芽含维生素 B_1 特别丰富，豆类、酵母、瘦肉里也含有维生素 B_1。加工特别细的米、面损失维生素 B_1 较多，因此不如粗糙的米、面好。维生素 B_1 极易溶于水，淘米次数过多、时间过长，损失 B_1 较多。维生素 B_1

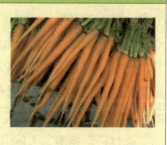

图与文

胡萝卜、菠菜等含有丰富的类胡萝卜素，可以在肝脏中转变为维生素 A。

35

在碱性溶液中容易被破坏，烹调食物时应尽量少放碱。

维生素 C 是合成胶元和黏多糖等细胞间质所必需的物质。缺乏时可发生坏血病，使细胞间质的合成发生障碍，毛细血管的通透性增强，脆性加大，轻微的擦伤和压伤就容易引起毛细血管破裂出血。维生素 C 又具有促进胶元蛋白形成的作用，胶元蛋白是伤口愈合过程中形成胶元纤维的组成部分，缺乏时胶元蛋白的形成受影响，伤口不易愈合。维生素 C 还有促进白细胞对细菌的吞噬能力和促进抗体的形成，可以增强机体的抵抗力。维生素 C 广泛存在于新鲜瓜果及蔬菜中，尤其番茄、辣椒、橘子、鲜枣中含量丰富。维生素 C 易溶于水，在碱性环境中或加热时容易被破坏。

维生素 D 能促进小肠对钙、磷的吸收，使血液中钙、磷的浓度增加，有利于钙、磷沉积，促进骨组织钙化。缺乏时小儿出现佝偻病。肝脏、蛋黄、奶等动物性食物中含有维生素 D。人的皮肤里含有一种胆固醇，经紫外线照射后可转变为维生素 D，所以经常晒太阳可以防止维生素 D 缺乏症。

矿物质很重要

矿物质是所有生物的重要组成成分，但人类的身体不能自己合成矿物质，必须通过食物或者补剂来获取。千万别因为矿物质在人体内含量极小，就忽视它的价值，须知它们对维持人体中的一些决定性的新陈代谢是十分必要的。一旦缺少了这些必需的微量元素，人体就会出现疾病，甚至危及生命。国外曾有报告，机体内微量元素铁、铜、锌总量减少时，人体的免疫机制就会减弱，抗病能力降低。

微量元素在人体中有以下 3 种主要功能。一是运载常量元素，把大量元素带到各组织中去。二是促进新陈代谢。三是参与体内各种激素的作用，如锌可以促进性激素的功能等。

通过科学检测，人体内至少含有 50 种化学元素，与生命活动密切相关

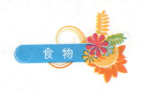

食 物

的元素被称为生命元素。据报载，美国的化学及土壤局花费了许多人力物力，来计算人体所含的化学和矿物质成分。所得结果如下：65%氧、18%碳、10%氢、3%氮、1.5%钙、1%磷、0.35%钾、0.25%硫、0.15%

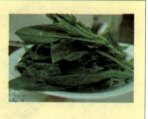

图与文

矿物质可以促进新陈代谢，铁元素在菠菜、瘦肉、蛋黄、动物肝脏中含量较高。

钠、0.15%氯、0.05%镁、0.000 4%铁、0.000 04%碘。另外，还发现人体含有微量的氟、硅、锰、锌、铜、铝和砷。这些元素虽然很少，可是这些元素组合在一起创造的生命却是无价的。

按重量百分比计算，人体内的主要化学元素碳、氢、氧和氮，占人体重量的96%。这4种化学元素是有机化学的基础物质，所以可以说人体的96%是有机物。人体的剩余部分由其他有机物和无机物组成，其中大部分是矿物质。碳、氢、氧、氮和钙（1.5%）加在一起，总共占人体的97.5%。其余的2.5%包括40多种元素，如磷、硫、钾、钠、氯、镁、铁、锌、氟、铷、锶、铜、碘等。其中前6种占体重的0.5%～1%；从第七种以后，在人体里的含量分别只占0.1%以下，被称为人体里的微量元素。一般认为，人体必需的微量元素有9种：铁、氟、锌、铜、铬、锰、碘、钼、钴。人体里必需的微量元素，对生命的正常新陈代谢是重要的，缺了不可，多了也会出现病态。

根据目前掌握的情况，多数科学家比较一致的看法，认为生命必需元素共有28种，包括氢、硼、碳、氮、氧、氟、钠、镁、硅、磷、硫、氯、钾、钙、钒、铬、锰、铁、钴、镍、铜、锌、砷、硒、溴、钼、锡和碘。

硼是某些绿色植物和藻类生长的必需元素，而哺乳动物并不需要硼，因此，人体必需元素实际上为27种。在28种生命必需的元素中，按体内含量的高低可分为宏量元素（常量元素）和微量元素。

宏量元素（常量元素）指含量占生物体总质量0.01%以上的元素，如氧、碳、氢、氮、磷、硫、氯、钾、钠、钙和镁。这些元素在人体中的含量均

图与文

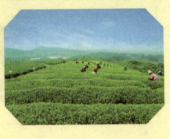

氟是骨骼和牙齿的正常成分。可预防龋齿，防止老年人的骨质疏松。含氟量较多的食物有小麦、水果、茶叶、肉、青菜、西红柿、土豆、鲤鱼、牛肉等。

在 0.03% ~ 62.5% 之间，这 11 种元素共占人体总质量的 99.95%。

微量元素指占生物体总质量 0.01% 以下的元素，如铁、硅、锌、铜、溴、锡、锰等。这些微量元素占人体总质量的 0.05% 左右。它们在体内的含量虽小，但在生命活动过程中的作用是十分重要的。

矿物质对人体主要的功能包括：其一是活化人体细胞。在矿物质完全均衡的状态下，可以提升身体的生化作用，避免因老化所引起的各类病痛。其二为构成坚硬组织的主要成分，例如，骨骼、牙齿等包含了大部分的钙、磷和镁等矿物质。其三是维持循环系统，血压和酸碱值的均衡，并能调节渗透区，控制细胞内外水分的平衡。其四是促进消化、吸收和排泄的功能。其五为构成柔软组织的必要成分，例如，肌肉，和神经内含有多量的钾。其六是神经系统需靠矿物质来传达各种讯息和指令，以控制肌肉收缩，促进神经对刺激的正常反应。其七是调节生理机能，体液中的矿物质可以促进新陈代谢，清除体内毒素和废物。其八是辅助酵素、腺体激素和维生素的形成。例如，铁在触媒酵素和细胞色素氧化酶中；锌在分解蛋白质的羧肽酶中，碘在甲状腺内；锌在胰岛素内。稀有矿物质更是构成维生素的重要成分，例如，钴、铜、硒存在维生素 B_{12} 内，硫存在于维生素 B_1 内。其九是稳定情绪及精神状态。其十是保护身体不受有毒物质的伤害。促使白细胞活跃，强化免疫功能。其十一是各种生理反应的接触剂，对各种营养素的分解代谢及合成有触化作用，是许多重要辅酵素的基本元素。此外可增强体力，克服压力。

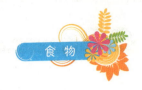

膳食纤维离不了

膳食纤维是一般不易被消化的食物营养素，主要来自于植物的细胞壁，包含纤维素、半纤维素、树脂、果胶及木质素等。膳食纤维是健康饮食不可缺少的，纤维在保持消化系统健康上扮演着重要的角色，同时摄取足够的纤维也可以预防心血管疾病、癌症、糖尿病以及其他疾病。纤维素可以清洁消化壁和增强消化功能，纤维同时可稀释和加速食物中的致癌物质和有毒物质的移除，保护脆弱的消化道和预防结肠癌。纤维可减缓消化速度和最快速排泄胆固醇，所以可让血液中的血糖和胆固醇控制在最理想的水平。

日常生活中，人们往往容易将膳食纤维、粗纤维和纤维素混为一谈。粗纤维只是膳食纤维的一部分，是指植物组织用一定浓度的酸、碱、醇和醚等试剂，在一定温度条件下，经过一定时间的处理后所剩下的残留物，其主要成分是纤维素和木质素。典型的西方膳食中纤维含量低（约每天12g），这是因为高度精制的面粉摄入量高且水果和蔬菜摄入量低。通常建议吃更多的谷类、蔬菜和水果以使纤维的摄入量每天增加到30g。

膳食纤维的生理学作用包括：一是增强肠道功能，防止便秘。膳食纤维影响大肠功能的作用包括：缩短粪便通过时间、增加粪便量及排便次数、稀释大肠内容物以及为正常存在于大肠内的菌群提供可

图与文

膳食纤维是健康饮食不可缺少的营养素，在保持消化系统健康上扮演着重要的角色，同时摄取足够的纤维也可以预防心血管疾病、癌症、糖尿病以及其他疾病。膳食纤维主要存在于糙米和胚芽精米，以及玉米、小米、大麦、小麦皮（米糠）和麦粉（黑面包的材料）等杂粮及根茎蔬菜中。

发酵的底物。水溶性膳食纤维在大肠中就像吸水的海绵，可增加粪便的含水量使其变软，同时膳食纤维还能促进肠道的蠕动，从而加速排便，产生自然通便作用。排便时间的缩短有利于减少肠内有害细菌的生长，并能避免胆汁酸大量转变为致癌物。

二是控制体重、有利于减肥。膳食纤维，特别是可溶性纤维，可以减缓食物由胃进入肠道的速度并具有吸水作用，吸水后体积增大，从而产生饱腹感而减少能量摄入，达到控制体重和减肥的作用。

三是降低血液胆固醇含量、预防心血管疾病。高脂肪和高胆固醇是引发心血管疾病的主要原因。肝脏中的胆固醇经人体代谢而转变成胆酸，胆酸到达小肠以消化脂肪，然后胆酸再被小肠吸收回肝脏而转变成胆固醇。膳食纤维在小肠中能形成胶状物质，从而将胆酸包围，被膳食纤维包围的胆酸便不能通过小肠壁被吸收回肝脏，而是通过消化道被排出体外。因此，为了消化不断进入小肠的食物，肝脏只能靠吸收血液中的胆固醇来补充消耗的胆酸，从而就降低了血液中的胆固醇，这有利于降低因高胆固醇而引发的冠心病、中风等疾病的发病率。

四是血糖生成反应、预防糖尿病。许多研究证明某些水溶性纤维可降低餐后血糖和血胰岛素升高反应。这是因为膳食纤维中的果酸可延长食物在胃肠内的停留时间，延长胃排空时间，减慢人体对葡萄糖的吸收速度，使人体进餐后的血糖值不会急剧上升。并降低人体对胰岛素的需求，从而有利于糖尿病病情的改善。

五是预防癌症。癌症的流行病学研究表明，膳食纤维或富含纤维的食物的摄入量与结肠癌危险因

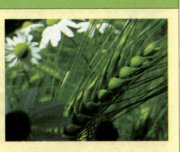

图与文

大麦是我国藏族人民的主要粮食，他们把裸大麦炒熟磨粉，做成糌粑食用。长江和黄河流域的人民习惯用裸大麦做粥或掺在大米里做饭。大麦仁还是"八宝粥"中不可或缺的原料。裸大麦中 β—葡聚糖和可溶性纤维含量高于小麦。

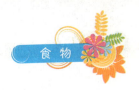

素呈负相关，蔬菜摄入量与大肠癌危险因素呈负相关而谷类则与之呈正相关，这两种癌的发生主要与致癌物质在肠道内停留时间长，和肠壁长期接触有关。增加膳食中纤维含量，使致癌物质浓度相对降低，加上膳食纤维有刺激肠蠕动作用，致癌物质与肠壁接触时间大大缩短。

容易被忽视的水

水是所有生命生存的重要资源，也是生物体最重要的组成部分。在人体中，水的重量占70%；在人体各组织中，水分的含量也是不同的：分布于骨骼和软骨中的水约占骨总量的10%；脂肪当中的水约占脂肪总量的20%～35%；肌肉中水的分布已高达肌肉总量的70%左右；而血液里的水则高达90%。水是人体内液的主要来源，它有平衡体温，保证代谢正常进行的重大功能。

水是一种重要的营养素，有些人可能会觉得奇怪？实际上，水对于生命的重要性超过了其他所有的食物，其重要性仅次于空气。人可以几天不进食，但不能几天不进水分，由于水分在自然界的分布实在太广，因此人们对水的重要意义就容易忽视。

俗话说"人可三日无餐，不可一日无水。"人类通过自己长期的实践对此早已有了认识。中国古代的五行说把水看作是构成万物的一大元素，李时珍在《本草纲目》中就把

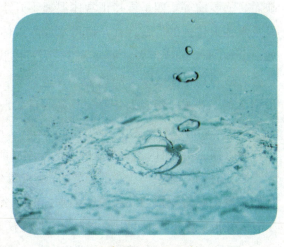

生命不可一日无水

41

水放在了第一章，提出了"药补不如食补，食补不如水补"的说法。到20世纪70年代，美国著名生物物理学家圣乔治进而把水称颂为"生命的中心，生命的母亲，生命的模板"。水是生命赖以生存的三大要素之一，阳光，空气，水，缺一不可。从水的化学角度分析，水由氢与氧两种元素组成。在人体内水分子间结合成水分子团，水还能用氢键与体内许多物质结合，因而使水具有许多生理功能。

水在人体内所起的作用，可归纳为如下几方面：一是消化吸收离不开水。一个正常的人每天需要分泌4升胃肠消化液才能维持正常的消化吸收，而消化液的主要成分是水。缺少水，消化吸收就不能正常完成，人体就不会获得足够的营养物质，人体的建筑就会倒塌。二是新陈代谢离不开水。新陈代谢是生命的基本标志，细胞所需的营养和代谢产物要通过血液中的水分运送，缺少水分，细胞不能排泄废物获得养分，就将失去活性、将不能分裂、将逐渐死亡，而人体就是60万亿个细胞的组合体。如果流失的水分占到体重的10%，人就会酸中毒。三是血液循环离不开水。血液循环是新陈代谢的基础，水是血液的主要成分，占其中70%，缺少水血液将不能顺畅流动，营养吸收、废物代谢不能正常进行，人体各组织器官将缺少养分而失去原有正常的功能，因废物不能排出而老化死亡。如心肌缺血、脑缺血、脑萎缩等。四是维持正常体温离不开水。水的高比热容、高汽化热以及水在人体内的大量存在，使得水成为人体维持恒定温度的调节剂。比如一个60千克的成年人，每天通过呼吸及皮肤蒸发大约失去1千克水，以这种方式可以散去539卡的热量。五是关节腔隙、韧带、肌鞘、脏器间润滑调节离不开水。年轻人各部关节灵活自如，而老年人随着年龄增加各关节僵硬干涩，甚至经常关节"发音"，这都与水分的缺失有着直接的关系。人体的脏器、肠胃也因为有水分的润滑作用而能够在一生中相互挤压摩擦。

水是任何一项生理功能都必需的，不可或缺的。百岁以上的长寿老人，他们共同的长寿秘诀之一就是多喝水，但什么是健康、安全的饮用水却很少有人知道。据世界卫生组织调查，人类疾病80%与水有关。

"未开水"、"重煮水"、"生水"、"老化水"、"千滚水"、"蒸

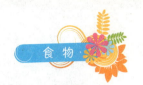

锅水"要注意禁止饮用。喝生水，易引起胃肠炎、肝炎、痢疾。老化水就是长时间贮存不动的水，其中的有毒物质会随着水贮存时间的增加而增加。千滚水就是在炉上沸腾了一夜或很长时间的水，还有电热水器中反复煮沸的水。久饮这种水，会干扰人的胃肠功能，出现暂时腹泻、腹胀；有毒的亚硝酸盐还会造成机体缺氧，严重者会昏迷惊厥，甚至死亡。蒸锅水就是蒸馒头等的剩锅水，多次反复使用的蒸锅水亚

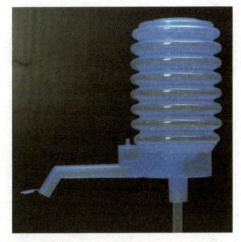

健康与饮水有着紧密的关系

硝酸盐浓度很高。常饮这种水，或用这种水熬稀饭，会引起亚硝酸盐中毒。人们饮用的自来水，都是氯化消毒灭菌处理过的。氯处理过的水中可分离出 13 种有害物质，其中的卤化烃、氯仿还具有致癌、致畸作用。当水温达到 100℃，这两种有害物质会随蒸气蒸发而大大减少，如继续沸腾 3 分钟，则变得安全。有人习惯把热水瓶中的剩余温开水重新烧开再饮，目的是节水、节煤（气）、节时。但这种"节约"不足取。因为多次沸腾会导致水中的亚硝酸盐含量升高。

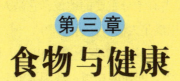

第三章
食物与健康

不合理的食物结构，营养过剩或不足，都会给人体健康带来不同程度的危害。饮食过度会因为营养过剩导致肥胖症、糖尿病、胆石症、高脂血症、高血压等多种疾病，甚至诱发乳腺癌、结肠癌等。饮食中长期营养素不足，可导致营养不良，贫血，多种元素、维生素缺乏，影响儿童身体成长和智力发育，人体抗病能力及劳动、工作、学习能力下降。所以说，食物对日常生活的健康有着很大的影响。

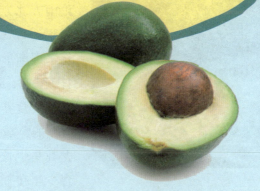

每一餐饭都重要

饮食在人类生活中占有十分重要的地位，它是人们最基本的生理需要之一，一日三餐基本上可以满足人们对食物的需求。但一日三餐是怎么来的呢？

现代人都习惯于一日三餐，实际上秦汉以前人们一天只吃两顿饭。由于农业不发达，粮食有限，即使两顿饭也要因人而异。《墨子·杂守》说，兵士每天吃两顿，食量分为 5 个等级。在不应进餐的时间用餐，被认为是一种越礼的行为或特别的犒赏。如《史记·项羽本纪》记载，项羽听说刘邦欲王关中，曾怒而下令"旦日飨士卒"，由"一日二餐"改为"一日三餐"，借此犒劳将士，激发士气。当刘邦得知后，亦由"一日二餐"改为"一日三餐"，由此使刘邦率领的大军，士气倍增，很快攻取了天险"峣关"。

汉代以后，一日两餐逐渐变为三餐。并且，三餐开始有了早、中、晚饭的分称。早饭，汉代称为寒具，指早晨起床漱洗后所用之小食。至唐代，寒具始有点心之称。《能改斋漫录》云："世俗例以早晨小食为点心，自唐时已有此语。"至今，我国许多地区仍称早饭为早点。午饭，古人曾称之为"中饭"或"过中"。

至今，一年四季，我国不论南方北方，人们比较普遍习惯于一日三餐了。可以说，多年来逐渐形成的我国传统的一日三餐制，是符合科学道理的。但是，营养学家认为，一日三餐制的弊端在于间隔时间太长，尤其是生长迅速、代谢旺盛的青少年在下次就餐前呈腹中空

吃早点

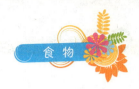

虚状态，到进餐时吃得太饱太快，久而久之，就会患上慢性胃炎等疾病。所以有规律的每日三餐对于每个人来说都非常重要。并按照中国人传统的膳食习惯，早餐吃好，午餐吃饱，晚餐吃少，从而把人体一日内需要的热能和营养素合理地分配到一日三餐中去。

早餐一般占全天热能的30%，午餐占全天热能的40%，晚餐占全天热能的30%，以适应人体生理状况和工作需要。切忌几餐不吃，或暴饮暴食。因为人吃进去的食物，必须经过胃的加工消化，变成与胃酸混合的食糜，再经过小肠的胆汁、胰液、肠液的化学作用，把不能吸收的大分子蛋白质分解为可以吸收的氨基酸；脂肪分解为甘油和脂肪酸；碳水化物分解为葡萄糖，然后通过肠壁，进入血液循环，把营养物质输送到各组织细胞，被身体利用。但上述每个阶段的能力都是有一定限度的。例如，一个成年人每天分泌的胃液约为1 500～2 500毫升、胰液700～3 000毫升。超过这个限度，就会破坏胃、肠、胰、胆等器官的正常功能；加上胃胀得很大，抬高横膈膜影响心脏活动；同时胃的蠕动也十分困难，整个正常的消化功能将会被破坏，常此以往少数严重者将会造成急性肠胃炎、急性胃扩张、急性胰腺炎、胃溃疡，诱发心脏病等。

早餐宜奶豆蛋果蔬为主。据营养专家分析，早餐其实是一日之中最重要的一餐。早餐最好不吃或少吃稀饭、甜面包或炒面等含碳水化合物多的食物，以免使脑中的血清素增加。因血清素具有镇静作用，使大脑无法达到最佳状态。另外，早餐也不宜吃油条、熏肉等含有大量脂肪和胆固醇等不易消化的食物，因为我们不需要这么多的脂肪和胆固醇。上班族的早餐因为生活节奏快，时间紧的缘故，因此可以选择一些低脂高营养，方便快捷的食品作为早餐。可以选择多吃些瘦肉、鲜果或果汁等脂肪含量低的食物，要保证有一定量的牛奶、豆浆或鸡蛋等优质蛋白质的摄入，就能使人的头脑反应灵活，思维敏捷，工作和学习效率高。

午餐宜肉鱼禽蛋豆为主。午餐是补充能量最关键的一餐，除了要补充上午工作的消耗，还要满足下午工作的需要。一般午餐也不宜以碳水化合物为主，如吃了富含糖和淀粉多的米饭、面条、面包和甜点心等食物，会

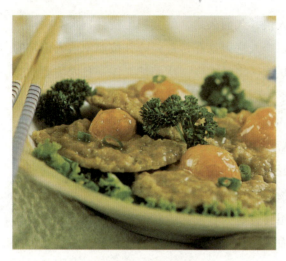

早餐宜奶豆蛋果蔬为主

使人感觉疲倦，上班工作精力难以集中。尤其忌吃方便食品带替午餐，例如方便面、西式快餐等，这些食品营养含量低。上班族的午餐结构应以吃蛋白质和胆碱含量高的肉类、鱼类、禽蛋和大豆制品等食物为主。因为这类食物中的优质高蛋白可使人的血液中酪氨酸增加，进入人脑之后，可转化为使人头脑保持敏锐的多巴胺和去甲肾上腺素等化学物质，而胆碱则是脑神经传递乙酰胆碱的化学介质，乙酰胆碱对脑的理解和记忆功能有重要作用。

晚餐宜以五谷食物类为主。俗话说"晚饭少一口，活到九十九"，由于晚饭后至次日清晨的大部时间是在床上度过的，机体的热能消耗并不大。晚餐不可暴饮暴食，讲究量少质高，可以应选择碳水化合物为主的食物，这样可以促使体内分泌胰岛素，帮助肌肉细胞吸收血清中大量的氨基酸，进而使较多的色氨酸进入脑部，转化为有镇静作用的血清素，可以使你拥有一个甜美的睡眠，使上班族恢复脑力，积蓄精力，更好地面对第二天的工作。同时晚餐要少吃蛋白质含量丰富，脂肪和胆固醇含量高的食物，因为晚餐的热量摄入太多，多余的热量势必要转化成脂肪贮存在体内。

 ## 食物应该多样化

要保证人体的健康，必须充足地摄入各种营养素，蛋白质、脂肪、碳

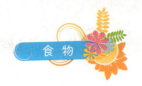

水化合物、维生素、矿物质、膳食纤维和水，缺少了哪个都不行。有人用"木桶理论"来形容人体健康，木桶由代表各种营养素的木板做成，木桶当中盛的水越多，代表人体越健康。任何一种营养素的缺乏，任何一块木板的短缺，都会造成健康的流失。只有每种营养素都适量补充，避免"短板"的出现，才能保证机体的健康，而这就离不开食物的多样化。

要知道世上没有任何一种或一类食物的营养成分，能够完全符合人体对营养的全部需求。挑食、偏食都可能造成"补充单一"，而补充单一的后果就是营养失衡，造成一些营养过剩，另一些营养缺乏。我国营养学会发布的膳食指南当中，第一条就提到"食物多样"。而这个多样是什么样的意思？并不是白面馒头、白面饼干、白面面包、白面烧饼的多样，也不是早上吃猪肉肠、中午吃炒肉丝、晚上吃红烧肉的多样，而是食物原料的多样，以及食物类别的多样。每日食物如何安排才算做多样呢？食物的原料应当在 15 种以上，而且不包括调味品。这些食品应当包括粮食、蔬菜、水果、豆类和豆制品、奶类，以及少量鱼肉类。这里食物的多样化包括两个层次，一个是食物种类多样化，就是要尽量吃粮食、肉类、豆类、奶类、蛋类、蔬菜、水果、油脂类等各类食物；另一个是每一种食物构成上也要多样化，比如有些人吃肉，总是喜欢吃猪肉，而另外一些人吃肉类食物，是今天吃猪肉、明天吃牛肉、后天吃羊肉、大后天吃鸡肉，显然后者更利于身体健康。所以，我们在日常生活里，应该做个"杂食动物"，这样更利于健康与长寿。

食物多样可以使营养价值起到互补作用。而通过各种食物互相搭配，各种食物中蛋白质互相取长补短，就可以更加接近人体需要，提高吸收利用率，增加其营养价值，即蛋白质互补作用。在实际生活中我们也常将多种食物混合食用，这不仅可以调整口感，还十分符合营养科学原则。例如：玉米、面粉、小米、大米中蛋白质缺乏赖氨酸，但蛋氨酸相对较高，而大豆中蛋白质恰恰相反。大豆、玉米、小米单独食用时，其蛋白质生物价分别为 64、60、57，但当将三者按 52%：23%：25% 比例混合食用时，其蛋白质生物价可提高到 73，与猪肉中蛋白质相当（猪肉蛋白生物

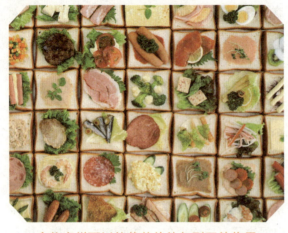

食物多样可以使营养价值起到互补作用

价74）。可见，多样化饮食大大提高了蛋白质利用率。

食物多样还有利于发挥营养素协同作用。很多营养素在离开它们协同伙伴之后，会降低其功效甚至无法发挥其作用。例如，维生素 B_6 即吡哆醇，只有在体内转变为吡哆醇—5—磷酸之后才能发挥作用，而完成这个转变需要一种酶，而这种酶活性依赖于锌和锰，如果你缺乏锌和锰，那么服用维生素 B_6 可能毫无效果；孕妇补钙时只吃含钙食品，则补钙效果并不佳，如果又吃了富含维生素食品，则有利于钙吸收，其补钙作用可成倍增强；VE、VC、VA 三种维生素如果共同补充，VA 就能得到VE 保护，VA 可以防止 VC 氧化，VC 还能强化 VE 效果，VE 也可提高 VA作用，因此 3 种抗氧化维生素一起补充，可以相互保护提高功效。

我们一方面要做到食物多样，另一方面，一定要多选择天然和新鲜食物。天然食物中往往富含许多生物活性物质。许多科学家在研究世界上长寿现象时发现，各地长寿人群中，有爱吃玉米红薯、有爱吃西兰花、有爱吃大蒜、有爱吃西红柿，其共同点就是，他们都很青睐天然食品，并长期食用。在天然食物中除了能找到蛋白质、脂肪、碳水化合物、维生素、矿物质和膳食纤维外，还能找到多酚、多糖、皂苷、黄酮、花青素等生物活性物质，这些物质都具有特殊生理功能，对清除自由基、预防慢性疾病有很好作用。而新鲜食物，发生腐败变质几率会低一些，产生各种有害物质含量也会低一些。举例而言，谷物和花生等食品，如果不注意控制储存条件，容易发霉，在霉菌中有一种非常可怕，即黄曲霉，这种霉菌所产生毒素毒性是"闪电毒药"氰化钾 10 倍，是砒霜 68 倍，摄入

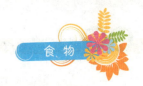

量大时会导致死亡，低剂量长期摄入则会诱发肝癌。

不新鲜水果蔬菜，其中维生素 C 含量会逐渐降低，而食物被微生物分解几率会越来越大，其中亚硝酸盐含量却会逐渐增加。而肉类食品如果不注意卫生，会繁殖大量微生物，把蛋白质分解为氨基酸，

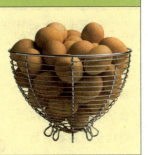

图与文

天然食品，是指那些生长在自然界中，未经加工或仅经过少量加工的食品。

并且继续降解生成胺类物质，而当亚硝酸盐和胺类物质在身体里相遇之后，就会产生有强烈致癌作用的亚硝胺。因此，选择食物要多选择天然、新鲜的食材。

合理搭配膳食平衡

近年来，各地兴起了营养配餐。就是按人们身体的需要，根据食品中各种营养物质的含量，设计一天、一周或一个月的食谱，使人体摄入的蛋白质、脂肪、碳水化合物、维生素和矿物质等几大营养素比例合理，即达到均衡膳食。简单讲，就是要求膳食结构多种多样，谷、肉、果、菜无所不备。具体到我们家庭该怎样合理搭配膳食的平衡呢？

平衡膳食首先要满足人体对热量的需要，三大产热营养素在总热量中的百分比应当是：蛋白质 10% ～ 15%，脂肪 20% ～ 30%，碳水化合物 55% ～ 65%。平衡膳食还包括各种维生素和矿物质的摄取量。只有营养结构合理，身体才能健康。热能是生命活动的热源，缺少热能，人体中血糖下降，就会感觉疲乏无力，进而影响工作、学习的效率，但热能摄取过多，会使人体发胖，也会引起多种疾病。蛋白质是人体最需要的营养物质之一，人体的一切器官、细胞都是由蛋白质所构成，人体蛋白质平均每 80 天就要

■图与文

中国居民平衡膳食宝塔是根据中国居民膳食指南，结合中国居民的膳食把平衡膳食的原则转化成各类食物的重量，便于大家在日常生活中实行。

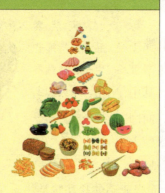

平衡膳食宝塔提出了一个营养上比较理想的膳食模式。宝塔建议的各类食物的摄入量是指食物的生重。各类食物的组成是根据全国营养调查中居民膳食的实际情况计算的，所以每一类食物的重量不是指某一种具体食物的重量。

更新一半。因此，摄入蛋白质不仅是儿童、青少年身体成长的需要，也是成年人的需要。

谷类为主是平衡膳食的基本保证。谷类食物中碳水化合物一般占重量的75% ~ 80%，蛋白质含量是8% ~ 10%，脂肪含量1%左右，还含有矿物质、B族维生素和膳食纤维。谷类食物是世界上大多数国家传统膳食的主体，也是最好的基础食物和最便宜的能源。越来越多的科学研究表明，以植物性食物为主的膳食可以避免欧美等发达国家高能量、高脂肪和低膳食纤维膳食模式的缺陷，对预防心脑血管疾病、糖尿病和癌症有益。

提倡谷类为主，即强调膳食中谷类食物应是提供能量的主要来源，应达到一半以上。以谷类为主的膳食模式既可提供充足的能量，又可避免摄入过多的脂肪及含脂肪较高的动物性食物，有利于预防相关慢性病的发生。谷类食物中的能量有80% ~ 90%来自碳水化合物，因此，只有膳食中谷类食物提供能量的比例达到总能量的50% ~ 60%，再加上其他食物中的碳水化合物，才能达到世界卫生组织推荐的适宜比例。一般成年人每天应摄入250 ~ 400克谷类食物。

对谷类食物还要粗细搭配。粗细搭配含有两层意思：一是要适当多吃一些传统的粗粮，即相对于大米、白面这些细粮以外的谷类及杂豆，包括小米、高粱、玉米、荞麦、燕麦、薏米、红小豆、绿豆、芸豆等；二是要

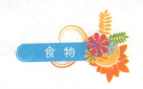

针对目前谷类消费的主体是加工精度高的精米白面，适当增加一些加工精度低的米面。

不同种类的粮食及其加工品的合理搭配，可以提高其营养价值。如谷类蛋白质中赖氨酸含量低，是限制性氨基酸；豆类蛋白质中富含赖氨酸，而蛋氨酸含量较低，是限制性氨基酸。

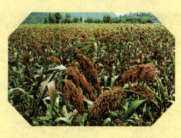

图与文

高粱的籽粒中含粗脂肪3%、粗蛋白8%～11%、粗纤维2%～3%、淀粉65%～70%。食用方法 主要是煮饭或磨制成粉后再做成其他各种食品，比如面条、面鱼、面卷、煎饼、蒸糕、黏糕等。加工成的高粱面，能做成花样繁多、群众喜爱的食品，由于其含有粗纤维，近年已成为迎宾待客的饭食。

若将谷类和豆类食物合用，它们各自的限制性氨基酸正好互补，从而大大提高了其蛋白质的生理功效。相对于大米白面，其他粗粮中膳食纤维、B族维生素和矿物质的含量要高得多。粮食在经过加工后，往往会损失一些营养素，特别是膳食纤维、维生素和矿物质，而这些营养素和膳食纤维成分也正是人体容易缺乏的。以精白面为例，它的膳食纤维和维生素 B_1 含量只有标准粉的1/3。

此外，讲究膳食平衡，还要广泛摄入蔬菜、水果、禽蛋、肉类等多种食物，才能构建合理、稳固的营养大厦。做到一餐中有荤有素，凉菜、热菜、汤汤水水和主食合理搭配。在众多植物性食物中，除了含有已明确为营养素的成分外，还有许多其他成分。其中一些成分可在预防心血管疾病和癌症等慢性病中发挥有益作用，被统称为植物化学物质。例如十字花科植物所含的异硫氰酸盐，可抑制由多种致癌物诱发的癌症；又如几乎所有植物性食物都含有黄酮类化合物，它有抗氧化、抗过敏、消炎等作用，有利于高血压等慢性病的预防。因此只有摄取平衡的膳食，才能获得更多对健康有益的植物化学物质。

少吃香多吃伤

中国民间素有"少吃香，多吃伤"、"饥不暴食，渴不狂饮"、"食多伤胃，酒多伤身"、"饮食贵有节，锻炼贵有常"、"要想身体好，吃饭莫太饱"、"暴饮暴食易生病，定时定量保安宁"的谚语。这些谚语的共同点就是，说明了每餐饭不能吃得过饱。

有人曾做过这样的实验：将大鼠随机分为两组，一组限制饮食，只吃八分饱；另一组自由取食，随便吃。观察两组大鼠的寿命长短。最后结果是，吃八分饱的大鼠寿命长。美国科研人员对蠕虫、白鼠和猴子进行观察，每日供给的食物只有总热量的 70%，其寿命比供给足够热量的同类长 30%。我们人类也是如此，胖人长寿者较少。广西巴马瑶族自治县位于南宁北郊山区，经济虽不发达，但却是长寿县，年逾百岁的老人很多见。他们的养生之道之一就是每顿只吃八分饱，而且以素食为主。虽然长寿的后天因素很多，养生的方法也不少，但食不过饱的养生方法是值得大家仿效的。

我国有"尊年之人，不可顿饱"的俗语。《黄帝内经》强调"饮食有节……故能形与神俱，而尽终其天年，度百岁乃去"。这些都是前人长期保健经验的总结。热量摄入过多，人体就会肥胖，得"富贵病"的几率就增加，自然寿短。现在，肥胖的肿瘤患者也不少，这样就给治疗带来了麻烦。但是，为什么在一定程度上限制热量的摄入会延长寿命？有人设想，当人体感到提供的热量不足时，新陈代谢的速度便可自行放慢，用以储备一定的能量。新陈代谢减慢，毒物和废物产生的就少，自身吸收的量和解毒的负担也相应减小，从而减少了旺盛的代谢和亢奋的生理过程。所以说，机体在相对较低水平代谢过程中，分解代谢相对减少，从而使寿命延长。

如果长期过量饮食，特别是过多进食大鱼大肉等高热量食物，就会使摄入的能量过剩，日积月累，便导致肥胖。而肥胖已被认为是大多数代谢性疾病的温床。例如当身体每多增加 500 克多余脂肪时，脂肪便开始在血

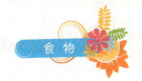

管中沉积。

长期过度进食易加重冠心病。当我们摄入过多食物时，其中的高脂肪食物特别难消化，这就大大加重心脏负担，使腹部胀气，膈肌位置升高，从而限制心脏的正常收缩和舒张；甚至诱发心绞痛、心肌梗死，进而危及生命。

长期过度进食者易患脑血管病。种类繁多的脑血管疾病，大多与饱食导致的高血脂、高血压和动

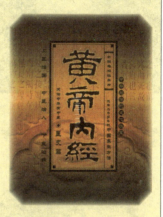

■ 图与文

《黄帝内经》简称《内经》，是我国现存医书中最早的典籍之一。成书于战国至秦汉时期，是我国劳动人民长期与疾病作斗争的经验总结。分《灵枢》、《素问》两部分，在以黄帝、岐伯、雷公对话、问答的形式阐述病机病理的同时，主张不治已病，而治未病，同时主张养生、摄生、益寿、延年。

脉粥样硬化有关。当今，脑血管病已成为危害人类健康和生命最严重的三大疾病之一。

长期过度进食易加速衰老。有关学者还证实，吃得太饱会让人脑内一种叫做纤维芽细胞生长因子的物质急剧增加，而这种物质又被证实是促使脑动脉硬化的元凶，脑动脉硬化则与老年痴呆密切相关。

长期过度进食还可能增加患癌症的风险。许多欧美的科研机构通过研究发现，机体免疫功能减退是各种癌症的促发因素，而长期饱食就有使人体的免疫功能过早地衰弱或减退的可能。

"素食主义"要不得

我国古代先哲总结曰："五谷为养，五果为助，五畜为益，五菜为充，

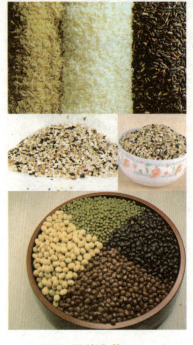

五谷为养

气味合而服之，以补益精气。"以现在科学的说法称为蛋白质的"互补作用"，意即是要获得人体所必需的各种营养素，必须注意食品的合理搭配，切忌吃荤不吃素或吃素不吃荤。同时，合理的搭配亦能提高蛋白质的生理价值，因为各种蛋白质是由多种氨基酸组成的，甲蛋白质所缺乏的某种氨基酸恰为乙蛋白质所含有，乙蛋白质所缺乏的恰为甲蛋白质所含有。例如小麦、小米、黄豆、牛肉分别单独食用时，其生理价值分别为 67、57、64、76，而混合食用时其生理价值可达 89，大大提高了食物蛋白质的利用率，反之未被利用的蛋白质则排出体外，劳而无功。

在素食中，除了豆类含有丰富的蛋白质外，其他食物中的蛋白质含量都很少，且营养价值较低，无法满足人体日常所需的各种能量。长期素食，因蛋白质和脂肪摄入不足，不仅会营养失调，还会明显降低身体抵抗力，易患传染病，还会引发骨质疏松，容易骨折等。尤其是对于女人来说，长期吃素，会使体内的碳水化合物、蛋白质、脂肪比例失衡，造成消化不良、记忆力下降、免疫力降低、内分泌和代谢功能发生障碍，最容易患贫血和肿瘤。此外，长期素食还会引起胃酸及消化酶减少，味觉降低，导致食欲不振。

多吃蔬菜、水果虽然有益健康，但完全素食，而且长期如此，对健康来说并没有什么益处。蔬菜、水果要和肉类搭配起来吃，才能均衡地摄入营养。一般情况下，一个成年人每天应吃 100 ～ 150 克肉。如果害怕吃肉会导致肥胖，可以多选择脂肪含量较低的鸡肉、牛肉和鱼肉，少吃猪肉。营养学家发现，长期不沾荤腥会使人体所需的一些营养成分得不到及时的补充，使人体内的某些器官受到损害。因为饮食保健讲究的是"平衡膳食"，

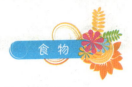

不可从一个极端走到另一个极端，吃过多的脂肪固然不好，但也不能因此而全然不吃荤腥。荤菜不仅给人们提供脂肪，还给人们提供优质的蛋白质、维生素和各种微量元素，这是素食所无法替代的。

素食含热量过低，蛋白质和脂肪都不足，长期素食容易引起营养不良等诸多危害，是弊大于利的：其一是不利于降压。常常听身患高血压的朋友说："我可不敢吃肉，否则血压又要高了。"在日常生活中，他们只吃素食，不敢沾任何荤腥。其实，这样做不但不利于健康，也不利于对血压的控制。如果一点肉都不吃，容易导致血管弹性变差，而一旦血管弹性变差，就很难恢复。当然，血压高的朋友并不是非要去吃大鱼大肉，蛋类、奶类和酸奶等奶制品都是很好的选择，完全可以补充人体所需的优质动物蛋白，完善人体的营养成分。其二是缺乏微量元素。人体所需的微量元素，如钙、锌、铁等主要来自于荤食，素食中含量较少，并且素食中含有较多的植物酸和草酸，会阻碍人体对微量元素的吸收。因此，长期素食者容易因缺乏微量元素而引起一些疾病，如厌食症、小儿佝偻症、老人骨质疏松症，还有可能引起贫血和记忆力下降。其三是可能引起胆结石。长期吃素，会增加患胆结石的风险，尤其是老年人。研究表明，老年胆结石患者有近半数是由单纯素食引起的。人们通常认为，食入过量脂肪后，胆固醇会增加，血脂升高，患胆结石和其他心脑血管疾病的概率也会增加，这是正确的。但胆结石发病的另外一个因素，取决于胆固醇在胆汁中的溶解度，素食中植物纤维成分较多，可使胆盐浓度降低，同时因为维生素摄入不足，胆囊上皮细胞容易脱落，从而导致胆固醇沉积，形成结石。

改变不良饮食习惯对健康大有好处，但做起来

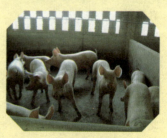

图与文

五畜指牛、犬、羊、猪、鸡5种畜类。中医认为，猪肉、牛肉、羊肉、狗肉、鸡肉分别有养胃生津、益气养胃、补中益气、壮阳补虚、食补进益的作用，所以说五畜为益。

并不容易，因为所谓习惯成自然，积习久之，积重难返。要下点决心才行。在培养良好饮食习惯的同时，对原来不良的习惯应有所认识，然后改变、改善。另外进食时从容不迫，对食物有足够的时间和心情去咀嚼、品味，有助消化。

人体不可缺的九种矿物质

矿物质是人体内无机物的总称。矿物质和维生素一样，是人体必需的元素。人体重量的96%是有机物和水分，4%为无机元素组成。检测发现，人体内约有50多种矿物质在这些无机元素中，现已发现有20种左右元素是构成人体组织、维持生理功能、生化代谢所必需的。其中钙、铁、镁、钠、锌、钾、磷、锰、铜9种人体必需的矿物质，对人体有重要的生理作用。

制造骨骼的钙：约有99%的钙包含在骨骼和牙齿中，其余约1%的钙则包含在肌肉、神经和血液中。钙与调整心脏功能以及收缩、松弛肌肉等功能有关，并且担任着神经的传导功能和抑制兴奋的角色，有抑制焦躁的作用。对东方人来说，钙是一种呈现慢性摄取不足的矿物质，原因在于由日常饮食摄取的钙，在人体内难以被吸收。要留意积极地摄取。

运送氧离子的铁：红细胞将氧运送至全身各处，红细胞中的血红素成分约有70%的铁，而其余约25%的铁则是储存在肝脏

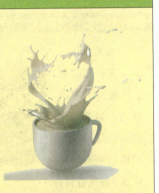

图与文

牛奶含有多种氨基酸、乳酸、矿物质及维生素，促进钙的消化和吸收。而且牛奶中的钙质人体更易吸取，因此，牛奶应该作为日常补钙的主要食品。此外，奶类制品如酸奶、奶酪、奶片以及海带和虾皮都是良好的钙的来源。

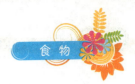

等器官。但铁的吸收率低至 10% 的程度，乃因清凉饮料和加工食品中所含的磷酸和蔬菜中的草酸会妨碍铁的吸收，容易造成吸收量不足。连同维生素 C 和蛋白质一起摄食的话，会比较容易吸收。

有安神作用的镁：镁与钙、磷同样都是制造骨骼的材料。约有 50% 的镁存在于骨骼中，当摄取不足时会从骨骼中释出，有抑制神经兴奋、支援能量制造，以及维持血压等重要的功能。当骨骼释出镁的时候，也会同时释出量有 5 倍之多的钙，因而提高罹患骨质疏松症的风险。饮食中如果减少摄取谷物、豆类和海藻之类的食材，容易造成矿物质不足。

须注意摄取过量的钠：由于钠和钾在细胞内必须经常维持一定的比例，所以细胞内的钠太多时会将钠送出细胞，改将细胞外的钾送进细胞内。这个机制称为"钠钾帮辅"，具有让细胞的渗透压维持稳定的作用。此外，钠还有维护体液的酸碱平衡、降低肌肉和神经兴奋度的作用。比起摄取不足，更要留意避免钠摄取过量。

保持味觉正常的锌：锌主要存在于骨骼、肝脏、肾脏、肌肉之中，含量约 2g。除了维持正常的味觉、作为新陈代谢所需的酵素成分之外，还协助复制 DNA（脱氧核糖核酸）的工作。有促进骨骼和皮肤发育、提升免疫力等的功效。锌含量丰富的食材当属牡蛎。大约食用 3 个牡蛎，就能充分满足每日的建议摄取量。进行瘦身而减少食量，或是偏食，都容易造成摄取不足。

降低血压的钾：钾与钠合作，维持细胞的渗透压等，有助于稳定体内的状态。由于将钠排出之后，有降低血压的作用，所以钾是能有效预防高血压的矿物质，而且还有消除手足浮肿的功效。大量流汗时，钾会随汗水一起流出，这就是造成夏日倦怠症的原因。因为钾能溶于水，所以用清炖或炖煮的方式烹调，都会流失相当多的钾。

辅助钙质的磷：约有 80% 的磷与钙结合，形成骨骼和牙齿的主要成分。其余的 15% 则存在于脑、神经和肌肉等各种组织中。磷和钙的理想比例为 1∶1，东方人的钙摄取量不足，而加工食品中含有丰富的磷，因此磷的摄取量常比钠还多。一旦破坏了磷和钙的平衡，会对骨骼的形成带来不好

图与文

蒸压茶，俗称砖茶，顾名思义，就是外形像砖一样的茶叶，它也是紧压茶中比较有代表性的一种。是用各种毛茶经过筛、

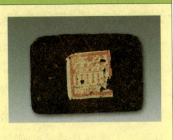

扇、切、磨等过程，成为半成品；再经过高温汽蒸压成砖型或其他类型的茶块。砖茶是富含锰元素的产品，它以优质黑毛茶为原料，经发酵和发花工艺产生冠突曲霉，其汤如琥珀，滋味醇厚，香气纯正，独具菌花香，长期饮用砖茶，能够帮助消化，有效促进调节人体新陈代谢，对人体起着一定的保健和病理预防作用。

的影响。

骨骼发育不可缺少的锰：锰和钙、磷同为骨骼钙化所需的元素，与使骨骼和关节强健的结合组织的合成有关，是发育期不可缺少的元素。锰是使碳水化合物、蛋白质、脂质进行代谢的酵素成分，有助于能量的制造和蛋白质的合成。此外，锰还是分解活性氧的酵素构成成分，也与胰岛素的生成和性功能有关。

预防贫血的铜：体内含有 100 ~ 150mg 的铜，是利用铁来制造红细胞中的血红素时所需的矿物质。只有铁质的话，无法正常制造血红素，会产生贫血。铜对于骨骼的形成，以及强化血管壁的胶原蛋白和弹力蛋白的生成，都能产生作用。此外，制造发色和肤色的黑色素生成时需要酪胺酸酶，而铜也是活化酪胺酸酶这种酵素不可欠缺的元素。

八种错误的饮食习惯

一日三餐，一辈子都要吃饭，吃什么，怎么吃，在很大程度上影响着我们的身体情况。人们常说"病是吃出来的"、"病从口入"，如果经常暴饮暴食、不吃早餐、晚上通宵熬夜、无肉不欢等等，那么离生病也就不远了。以下 8 种饮食习惯是典型的错误吃法。

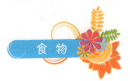

第一种狼吞虎咽速食型。饮食习惯表现为，吃饭效率很高，经常口口爆满，无论何时何地就餐，通常总比别人先吃完。饿了可以边走边吃，有什么吃什么，完全不挑食。不管面条、米饭、三明治还是汉堡包，吃什么不重要，重要的是快。这样让肠胃很受伤。如果食物在口腔中停留的时间过短，唾液中的淀粉酶不能充分与食物混合，食物进入胃以后消化得就比较慢，还没充分消化的食物进到肠道，会给肠道很大的压力，吸收也会不好。严重时可能导致：一是不能正常进食。医院曾接待过这样一个病人，因为平均每次吃饭不超过 5 分钟，导致食管失去正常蠕动的功能，无法推动食物下咽。二是肥胖。吃饭太快的人，往往在大脑还没来得及发出吃饱了的信号，就已经吃进了太多的东西。实验显示，凡吃一顿饭需 20 分钟以上的女性比 10 分钟就吃完的少摄入 10% 的热量。最有效对策就是挑三拣四。多吃点需要咀嚼的食物，使自己无法狼吞虎咽，简单地把食物从碗里嘴里转移到肚子里。

第二种暴饮暴食紧张型。饮食习惯表现为，当你失意或身心高度紧张时，容易饥饿，并十分嘴馋，常常一吃就停不下来，尤其是甜食，吃了还想吃。最严重伤害的是脑子和胰腺。暴饮暴食常常让身体不知所措。英国有研究报告显示，暴饮暴食会使人的记忆力受损，同时反应能力下降；而暴饮暴食刺激胰腺大量分泌，很容易引起急性胰腺炎。这种疾病很危险，强烈呕吐、腹痛、休克等。导致延续终身的继发性糖尿病。最有效对策就是减压，做深呼吸，练瑜伽，或静坐一会儿，让身体先平静下来，不会胡乱往嘴里填东西。

第三种一心多用散漫型。饮食习惯表现为，边吃晚餐边看电视，边吃早餐边看报，边发微博边

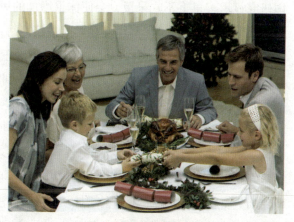

吃饭快让肠胃很受伤

吃饭，在家看电影，零食准备得更是比到电影院还全……这样最伤害人的胃，胃病肥胖就会找上门。你无心吃饭，胃自然无力消化。吃饭的时候，全身的血液供应主要集中在肠胃，大脑的供血是减少的，如果这个时间还在思考，使大脑处在高度紧张的状态，就会减少胃肠的血液供给，影响食物的消化吸收，容易得胃病。边看电视边就餐的人，往往比专心吃饭的人多摄入 20% ~ 60% 的热量。最有效对策是一到开饭时间，最好立即将电视关掉，专心享用你的菜肴。享受你的食物，应该是乐意吃，吃得好，吃得香。而边干其他事情边吃饭，其后果则是吃得快，吃得多。

第四种失意狂吃型。饮食习惯表现为，心情不好的时候唯一想做的就是吃，不管是股票跌了，升职吹了，还是失恋了，只要失意或失望总是不由自主地以大吃一顿来安慰自己。高热量食物往往是最爱，有时还会一杯接一杯地喝酒。这样做的结果是，女性严重伤害乳房，使日后乳腺癌的发病危险增加 2 倍；男性容易引起肥胖，有些食物可能导致上瘾。最有效对策是，用喝水或运动代替吃，减弱你的进食欲望。

第五种早餐屏蔽型。饮食习惯表现为，一天就吃两顿饭，早餐要么一口东西也咽不下去，要么说没时间吃……这样最伤害的是胆，易引发胆结石。胆汁经过一夜的储存，如果不适当排出，其中的胆固醇容易在胆囊中存积，而逐渐形成胆结石。其次是增肥。早餐在一天中最不容易转化为脂肪，英国研究显示，早上不吃早饭，会使体重增加的风险上升 35% ~ 50%。最有效的对策是早起半小时，赢得更多时间去培养每天吃一份健康早餐的习惯，一杯豆浆、一个鸡蛋都可以，让消化系统接到正常的启动信号。

第六种通宵放纵型。饮食习惯表现为，一到晚上 10 点，想的不是睡觉，而是再吃一顿。夏天当然是烧烤、啤酒，冬天煮碗汤面也感到不错。这样最伤害是肾和胃，让胃加班的同时也连累了其他器官。因为到了快睡觉的时间，大脑本该发出睡眠信号的时候，你却吃东西，胃忙坏了，身体还产生大量的代谢废物，由于夜里排尿减少，肾、心血管也会受连累，泌尿系统结石、痛风、中风的危险都会增加。最有的办法是，夜宵后 2 小时再睡觉。越靠近睡觉的时候要吃得越少，五至七成足矣。尽量在夜宵的时候少吃肉，

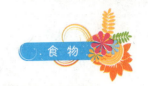

碳水化合物如麦片粥，能让身
体分泌胰岛素，有助于睡眠。

第七种超市当厨房方便型。
饮食习惯表现为，三顿方便面、
方便粥、方便粉丝、方便罐
头……家里的厨房里堆满了方
便食品，很久都没有吃到新鲜
蔬菜。这样最受伤害的是味觉

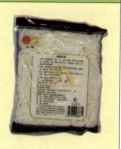

■图与文

方便食品不可长
期食用，因为方便食
品多油、高盐，这样
的饮食导致高血压、
脂肪肝的发病人群年
纪越来越小。

和胃。由于方便食品中的油、盐、味精含量都很高，很容易让你忘记食物
本身的鲜香。长期以往，粗粮和新鲜蔬菜吃得太少易造成便秘。

第八种无肉不欢偏执型。饮食习惯表现为，没有肉就不叫吃饭，不给
肉吃我就发脾气。这样最伤害的是心脏和皮肤。统计数字显示，吃肉最多
的人是心脏病和癌症的高发人群。全部吃肉的因纽特人平均寿命只有27岁。
肉会使血液里的尿酸、乳酸量增加，其中乳酸经汗排出后会侵蚀皮肤细胞，
伤害皮肤，使皮肤失去弹性，并增加皱纹和斑点。最有效的对策是改变观念，
改变进餐顺序，先吃菜再吃肉，每周至少一天不吃肉。

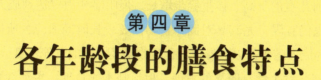

第四章
各年龄段的膳食特点

人们对食物中营养的需求，就像对衣服的选择一样，身处不同的年龄阶段，因身高、胖瘦的不同，会有不同的需求。一个人在学龄期、青春期与成熟时期的营养需求也不尽相同。各年龄段的不同阶段，活动量、代谢量及面临的环境不同，饮食重点自然也有差异。

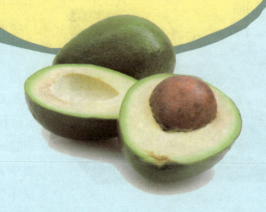

学龄前儿童的膳食

学龄前儿童的身高、体重稳步增长，但咀嚼能力仅达到成人的40%，消化能力也仍有限，尤其是对固体食物需要较长时间适应，所以不能过早进食家里的成人膳食，以免导致消化吸收紊乱，造成营养不良。

学龄前儿童个性有明显的发展，生活基本能自理，主动性强，好奇心强。在行为方面表现为独立性和主动性。这一时期儿童进餐的注意力分散，时间延长，食物摄入相对不足。吃饭时边吃边玩，使进餐时间延长，食物摄入不足而致营养素缺乏。3～6岁小儿模仿能力极强，家庭成员，尤其是父母的行为常是其模仿的主要对象。家庭成员应有良好的膳食习惯，为儿童树立良好榜样。

这一年龄段用油建议使用含有 a—亚麻酸的大豆油、低芥酸菜籽油或脂肪酸比例适宜的调和油为烹调油。在对动物性食品选择时，也可多选用鱼类等富含不饱和脂肪酸的水产品。不宜食用过多的糖和甜食，而应以含有复杂碳水化合物的谷类为主，如大米、面粉、红豆、绿豆等各种豆类。

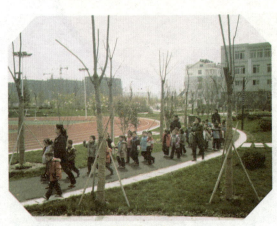

学龄前儿童

适量的膳食纤维是学龄前儿童肠道所必需的。但过量的膳食纤维在肠道易膨胀，引起胃肠胀气、不适或腹泻，影响食欲和营养素的吸收。膳食纤维的来源包括谷类、水果和蔬菜。

这一时期矿物质的摄入要丰富。奶及奶制品钙含量丰富，吸收率高，是

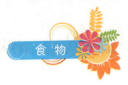

儿童最理想的钙来源。乳产品的摄入量为 300 ～ 600mL/ 天。豆类及制品尤其是大豆、黑豆含钙也较丰富。此外，芝麻、小虾皮、发菜、海带等也含有一定的钙。其次要防止碘缺乏，WHO 估计，世界有 8 亿人口缺碘，我国约 4 亿，孕妇、儿童是对缺碘敏感的人群。含碘较高的食物主要是海产品，如海带、紫菜、海鱼、虾、贝类。为保证这一摄入水平，除必需使用碘强化食盐烹调食物外，还建议每周膳食至少安排 1 次海产食品。铁缺乏引起缺铁性贫血是儿童期最常见的疾病，因此要补充富含铁的芝麻酱、木耳、桂圆、猪肝等。锌缺乏儿童常出现味觉下降、厌食甚至异食癖，嗜睡、面色苍白，抵抗力差而易患各种感染性疾病等，严重者生长迟缓。除海鱼、牡蛎外，鱼、禽、蛋、肉等蛋白质食物锌含量丰富，利用率也较高。

维生素对学龄前儿童生长，尤其是对骨骼生长有重要的作用。可考虑每周摄入 1 次含维生素 A 丰富的动物肝脏，每天摄入一定量蛋黄、牛奶，或在医生指导下补充鱼肝油。维生素 B_1、维生素 B_2 和烟酸是能量代谢必需的营养素，在保证儿童体内的能量代谢以促进其生长发育方面有重要的作用。这 3 种 B 族维生素常协同发挥作用，缺乏症可能混合出现。典型的维生素 C 缺乏症在临床上已不常见，但亚临床缺乏对健康的潜在影响受到特别的关注，如免疫功能降低，以及慢性病的危险增加等。

每日膳食应由适宜数量的谷类、乳类、肉类 (或蛋或鱼类)、蔬菜和水果类四大类食物组成，在各类食物的数量相对恒定的前提下，同类中的各种食物可轮流选用，做到膳食多样化。烹调成质地细软、容易消化的食物，随着年龄的增长逐渐向成人膳食过渡。学龄前儿童胃的容量小，肝脏中糖原储存量少，又活泼好动，容易饥饿。学龄前期儿童以一日"三餐两点"制为宜。

图与文

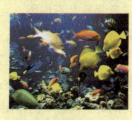

儿童缺碘危害很大，因为缺碘会引起儿童体内甲状腺激素合成减少，而甲状腺激素主要影响骨骼和神经系统的发育，长期缺碘的儿童不仅个子很矮小，而且智力低下。因此，如果发现儿童缺碘，一定要马上补充。海鱼、海虾、海带中含碘量较高。

养成不偏食、不挑食、少零食，细嚼慢咽，不暴饮暴食，口味清淡的健康饮食习惯。

学龄前儿童的活动量增大，体力消耗增多，而且大脑发育较快，智力发展迅速。因此，必须提供充足的高营养食物，同时要培养良好的饮食卫生习惯。学龄前儿童大脑的发育和智力的发展都与饮食营养有密切关系。5岁孩子的脑重量已达成人的90%，智力的发展在头4年达成人的50%，8岁时达成人的80%。虽然智力发展与外环境的教育有很大关系，但是，若在这个年龄阶段不注意供给全面必需的营养，尤其是蛋白质的供应，那么智力的发展就会受到影响。

另外，有的孩子不注意饮食卫生，患寄生虫病，而出现身体消瘦，软弱无力，精神不振，这主要是虫体寄生于肠内，影响了对营养的消化和吸收，同时虫体本身又消耗了营养而致，长期可导致小儿营养不良，甚则会影响儿童智力的发育。因此，学龄前儿童除了保证足够的营养供应外，还应特别注意良好的饮食卫生习惯。

学龄儿童的膳食

学龄儿童的生长发育很快，又是读书用脑的时期。如果营养供应不足，或者营养素不均衡，会使脑神经细胞营养不良造成一定的智力障碍。钙是骨骼生长的重要原料，对儿童生长发育具有举足轻重的作用。孩子的身高虽然受父母亲身高的遗传影响比较大，但后天的营养如钙质充分可以改善儿童的身高。进行补钙的孩子比单纯食补的孩子高出约3厘米，显示补充钙剂对身高影响的作用。

各种食物所含营养成分不完全相同，任何一种天然食物都不能完全提供人体所必需的全部营养素，因此学龄儿童必须广泛食用多种食物。其中谷类食物是人体能量的主要来源，可为处在生长发育阶段儿童提供碳水化

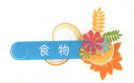

合物、蛋白质、膳食纤维和 B 族维
生素等等多种营养元素。所以学龄
儿童膳食应该以谷类食物为主，并
适当注意粗细粮的合理搭配。在准
备儿童膳食时，应注意将蔬菜切小、
切细，以方便儿童咀嚼和吞咽，同
时还要注重蔬菜水果的品种、颜色
和口味，经常变换以提高儿童多吃
蔬菜水果的兴趣。

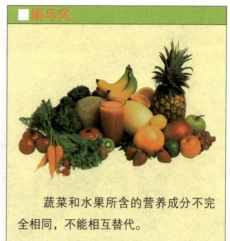

■图与文

蔬菜和水果所含的营养成分不完
全相同，不能相互替代。

鱼、禽、蛋、瘦肉等动物性食
物是优质蛋白质、脂溶性维生素和
矿物质的良好来源。动物蛋白的氨基酸组成更适合人体需要，且赖氨酸含
量较高，有利于补充植物蛋白中赖氨酸的不足。肉中的铁吸收利用较好，
鱼类特别是海产鱼所含不饱和脂肪酸有利于儿童神经系统的发育，动物肝
脏含有丰富的维生素 A 及维生素 B_2、叶酸等。家长们可以多选择含蛋白质
较高而饱和脂肪较低的鱼、禽、兔肉等品种肉类。

奶类是一种营养成分齐全、组成比例适宜、易消化吸收、营养价值
很高的天然食品。而在孩子刚入园的过渡期，为了弥补饮食不适应而导致
的营养跟不上，一些含有多种天然食物和营养成分的营养补充奶，还能有
效地丰富孩子膳食结构，维持其营养的均衡。而大豆含丰富的植物优质蛋
白质、不饱和脂肪酸、钙及维生素 B_1、B_2 等，可避免过多消费肉类带来
的不利影响。

为保护儿童较敏感的消化系统，避免干扰或影响儿童对食物本身的感
知和喜好、预防偏食和挑食的不良饮食习惯，在烹调加工食物时，应尽可
能保持食物的原汁原味，让孩子首先品尝和接纳各种食物的自然味道。

进食量与体力活动是控制体重的两个主要因素。如果进食量过大而活
动量不足时，多余能量就会在体内以脂肪的形式沉积而使体重过度增长，
久之发生肥胖；相反若食量不能满足运动能量所需时，则可能引起消瘦。

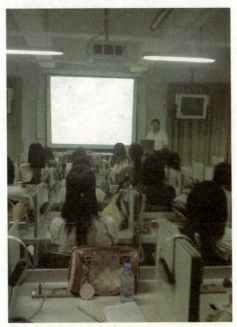

学龄儿童的膳食应荤素结合，粗细搭配

因此，消瘦的儿童则应适当增加食量和油脂的摄入，也可以选择一些营养补充奶合理加餐。而肥胖儿童则应适当控制食量和高油脂食物的摄入并增加活动强度及活动持续时间。

学龄儿童的主食选择应是粗细搭配，其他食品应荤素结合，如黄豆所含蛋白质是优良蛋白质，每天膳食中应安排点豆制品；有色蔬菜如胡萝卜、番茄、青菜等富含维生素A，有利于提高免疫力，保护眼睛，保护呼吸道和胃肠道，所以也应经常搭配一些。

青少年的膳食

12岁是青春期开始，随之出现第二个生长高峰，身高每年可增加5～7厘米，个别的可达10～12厘米；体重年增长4～5千克，个别可达8～10千克。青春期是少年儿童从心理、生理、智力及行为变化最明显的时期，而且第二性征逐步出现，加之活动量大，学习负担重，其对能量和营养的需求都超过成年人。就连平日食欲不好的青少年，此时的食量也会明显增加。

谷类是我国膳食中主要的能量和蛋白质来源，青少年能量需要量大，每日约需400～500克，可因活动量的大小有所不同。蛋白质是组成器官增长及调节生长发育和性成熟的各种激素的原料。蛋白质摄入不足会影响

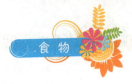

青少年的生长发育。青少年每日摄入的蛋白质应有一半以上为优质蛋白质，为此膳食中应含有充足的动物性和大豆类食物。

钙是建造骨骼的重要成分，青少年正值生长旺盛时期，骨骼发育迅速，需要摄入充足的钙。据调查资料表明，我国中小学生钙的摄入量普遍不足，还不到推荐供给量的一半，为此青少年应每日摄入一定量奶类和豆类食品，以补充钙的不足。中小学生中缺铁性贫血也较普遍，有些青少年的膳食应增加维生素 C 的摄入以促进铁的吸收。青春发育期的女孩应时常吃些海产品以增加碘的摄入。微量元素锌可促进性发育和体格发育，青春期每日锌的摄入量为 15 毫克，较其他年龄的儿童多 5 毫克。含锌多的食物有海产品、瘦肉、坚果等。

近年来，我国城市小学生肥胖发生率逐年增长，已达 5% ~ 10%。其主要原因是摄入的能量超过消耗，多余的能量在体内转变为脂肪而导致肥胖。青少年尤其是女孩往往为了减肥盲目节食，引起体内新陈代谢紊乱，抵抗力下降，严重者可出现低血钾、低血糖，易患传染病，甚至由于厌食导致死亡。正确的减肥办法是合理控制饮食，少吃高能量的食物如肥肉、糖果和油炸食品等，同时应增加体力活动，使能量的摄入和消耗达到平衡，以保持适宜的体重。

这里还要注意的是，不论是儿童期还是青春期的孩子，安排好他们的早餐很重要。因为早餐与前一天的晚餐相隔时间比较长，此时胃早已排空，应及时进餐，使血糖维持在一定的水平。人的心脏和大脑活动所需的能量是直

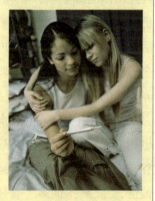

图与文

青少年骨骼迅速生长发育，故多食含钙高的食物。伴随第二性征的发育，女性青少年月经初潮，铁供给不足可致青春期缺铁性贫血，所以要多食含铁和锌高的食物。少年期体格迅速生长发育，紧张学习，各种考试的负荷及体育锻炼，维生素及其他矿物质的补充也不容忽视。通常青少年营养需要稍高于从事轻体力劳动的成人。

接由血中的葡萄糖供给的，如果不吃早餐或吃得很少，人体会出现饥饿感，学生上课会精力不集中，学习效率差等表现，严重者还会有头晕、乏力、出虚汗等低血糖反应。早餐既要吃好又要吃饱。吃饱才能提供充足的热量，吃好才能供给丰富的营养。主食要吃些含碳水化合物丰富的食物，如馒头、面包、豆沙包等，同时还要进食富含蛋白质的食物，如鸡蛋、牛奶等，并应保证每天进食一定量的蔬菜和水果。

总之，整个青少年时期都处在生长发育阶段，其膳食的共同特点是要保证供给充足营养的平衡膳食。食物内容、制作形式、餐次安排、各种营养素所占的比例等都要根据青少年的年龄特点、生理变化、人体的需要量及消化吸收能力等综合考虑。

成人的膳食

很多成年人都有一个错误的观念，以为自己业已成年，已停止发育，因此所谓的维生素、矿物质便都不再重要了。其实不然，身体停止发育后，仍然需要不断地更新、淘汰老旧的细胞，甚至骨骼也不例外。细胞被分解后在肝脏进行重组的工作，给我们重建健康的机会。现代的生活方式，每个人都很忙碌，使我们获得休息的时间愈来愈少，更难得有时间来获得营养方面的知识，所以不好的饮食习惯让多数人都处于一种亚健康状态。

随着我国人民生活水平的不断提高，成年人的饮食质量和营养状况也相应地得到了改善。从成年人饮食的营养质量看，大部分蛋白质来自于谷类，优质蛋白质仅占24%，有待于进一步提高。钙明显缺乏，锌、硒偏低，缺碘，钠多（食盐过量），钾钠比例失调都不利于成年人的防病保健。铁的摄入量虽已超标，但多为非血红素铁，吸收率低，约有10%的成年人患贫血，饮食中维生素A、维生素B_1不足比较普遍，维生素B_1的摄取量有地区性差异，南方食米区仅及北方居民摄入量的30%左右。虽

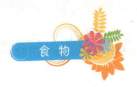

然急性缺乏病已得到控制，但轻度缺乏或维生素不足，也会造成成年人血、尿中维生素水平偏低，或出现食欲减退、疲劳乏力、耐力不强、工作效率低，并易患感冒、口角炎、舌炎等。这些症状大多数与成年人自身的营养状况欠佳、免疫功能下降有关。

对于成年人，一般来说，虽然对蛋白质的需要量比正处于生长发育期的青少年要少，但处于生理功能逐渐减退期的中年人，面临工作、家庭、社会这三座大山的压力，摄入丰富、优质的蛋白质是十分必要的。因为随着年龄的增长，人体对食物中的蛋白质的利用率逐渐下降，只相当年轻时的 60% ~ 70%，而蛋白质分解率却比年轻时高。因此，中年人饮食平衡也是重要的，具体要求如下：

多吃蔬菜。我国居民能量的主要来源是碳水化合物，如米、面、蔬菜等。不同性别及职业的中年人对能量的需要也不同，对于脑力劳动者来说，每日主食能满足身体的标准需要量即可。另外，可多吃蔬菜，因为增加食物中的纤维素，既可饱腹又可防治心血管病、肿瘤、便秘等。

多喝水。人体任何一个细胞都不能缺少水分，人身体的 60% ~ 65% 是水分。水参与体内的一切代谢活动，没有水就没有生命。中年人应注意多喝水，有利于清除体内代谢产物，防止疾病发生。

控制动物脂肪摄入量。中年人体内负责脂肪代谢的酶和胆酸逐渐减少，对脂肪消化吸收和分解的能力随年龄的增长逐渐降低，因而限制脂肪的摄入是必要的，特别要控制动物脂肪的摄入量。

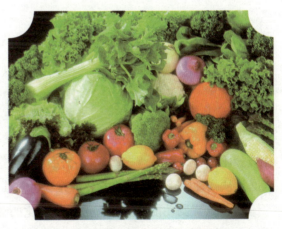

脑力工作者应多食蔬菜

及时补充维生素。维生素 A、维生素 C、维生素 D、维生素 E 是人体新陈代谢所必需的物质，中年人由于消化吸收功能减退，对各种维生素的利用率低，常出现出血、伤口不易愈合、眼花、溃疡、皮皱、衰老等各种缺乏维生素的症状，因而每日必须有充足的供应量，必要时应适当补充维生素制剂。

预防微量元素不足。锌、铜、铁、硒等无机盐，虽然只占人体重量的万分之一，但它们是人体生理活动所必需的重要元素，参与体内酶及其他活性物的代谢。如果饮食合理，一般不会缺乏，但由于中年人消化、吸收能力较差，加之分解代谢大于合成代谢，容易发生某些微量元素的相对不足。如中年人对钙的吸收能力较差，若加上钙的排出量增加的话，便容易发生骨质疏松，出现腰背痛、腿疼、肌肉抽搐等症状，因此，就应多吃点骨头汤、牛奶、海鱼、虾及豆腐等富含钙的食物，预防骨质疏松。

为使摄取的营养最大化，应在同一类食物中选择不同品种合理搭配，使其所含营养素种类齐全、数量充足、比例恰当，所供给的热量和营养物质与成年人的生理需求相适应，并保持平衡。

最后要强调的就是科学烹调，要合乎营养原则，符合季节特点，科学加工，粗细搭配，荤素兼备。多食用豆制品，少用盐，油脂使用适量。采取有效措施以去除干扰营养素吸收利用的不利因素，尽量保存食物中的营养素，减少其损毁、流失。

老年人的膳食

随着年龄的增加，老年人各种器官的生理功能都会有不同程度的减退，尤其是消化和代谢功能，直接影响人体的营养状况，如牙齿脱落、消化液分泌减少、胃肠道蠕动缓慢，使机体营养成分吸收利用下降。故老年人必须从膳食中获得足够的各种营养素，尤其是微量营养素。

老年人胃肠功能减退，应选择易消化的食物，以利于吸收利用。但食物不宜过精，应强调粗细搭配。一方面主食中应有粗粮细粮搭配，粗粮如燕麦、

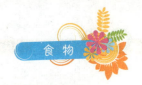

食物

玉米所含膳食纤维较大米、小麦为多；另一方面食物加工不宜过精，谷类加工过精会使大量膳食纤维丢失，并将谷粒胚乳中含有的维生素和矿物质丢失。

胚乳中含有的维生素E是抗氧化维生素，在人体抗氧化功能中起着重要作用。老年人抗氧化能力下降，使非传染性慢性病的危险增加，故从膳食中摄入足够量抗氧化营养素

■图与文

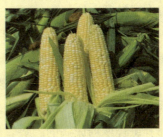

玉米和小米富含膳食纤维，膳食纤维能增加肠蠕动，起到预防老年性便秘的作用。膳食纤维还能改善肠道菌群，使食物容易被消化吸收。近年的研究还说明膳食纤维尤其是可溶性纤维对血糖、血脂代谢都起着改善作用，这些功能对老年人特别有益。随着年龄的增长，非传染性慢性病如心脑血管疾病、糖尿病、癌症等发病率明显增加，膳食纤维还有利于这些疾病的预防。

十分必要。另外某些微量元素，如锌、铬对维持正常糖代谢有重要作用。

老年人基础代谢下降，从老年前期开始就容易发生超重或肥胖。肥胖将会增加非传染性慢性病的危险，故老年人要积极参加适宜的体力活动或运动，如走路、打太极拳等，以改善其各种生理功能。但因老年人血管弹性减低，血流阻力增加，心脑血管功能减退，故活动不宜过量，否则超过心脑血管承受能力，反使功能受损，增加该类疾病的危险。因此老年人应特别重视合理调整进食量和体力活动的平衡关系，把体重维持在适宜范围内。

老年人新陈代谢减弱，减少的幅度大抵是60岁人的基础代谢比20岁人的减少16%，70岁则减少25%。所以老年人对营养物质有以下一些特殊的要求。

对蛋白质摄入的要求。老年人体内的分解代谢增加，合成代谢减少，所以老年人要适当多吃一些富含蛋白质的食品，至少应当和成年期吃得一样多，每天每千克体重为1～1.5克；到70岁以后可适当减少。蛋白质代谢后会产生一些有毒物质，老年人的肝肾功能已经减弱，清除这些毒物的能力较差，如果蛋白质吃得太多，其代谢后的有毒产物不能及时排出，反

75

而会影响身体健康。所以，老年人蛋白质的摄入量一定要适量，既不能少，也不宜过多。

对脂肪摄入的要求。老年人胰脂肪酶分泌减少，对脂肪的消化能力减弱，所以应当少吃一些脂肪，适量吃一点植物油对身体还是有好处的。

对糖类摄入的要求。实验表明老年人对糖类（淀粉类食物）的需要量是很严格的：老年人对糖分过多、过少的适应能力减弱。因此，不少老年人都有患轻度糖尿病的趋势。但是，水果和蜂蜜中所含的果糖，既容易消化吸收，又不容易在体内转化成脂肪，是老年人理想的糖源。

对维生素摄入的要求。老年人对各种维生素的需要量有所减少。但是，由于吸收不良或排泄增加等原因，老年人往往有维生素缺乏的现象。老年人应该注意摄取的维生素有 A、B_1、B_2、C、E。这些维生素主要存在于绿色或黄色蔬菜；各种水果、粗粮及植物油中。

对无机盐摄入的要求。因为老年人多有维生素 D 缺乏的现象使钙质的吸收减少，所以 50 岁以上的人往往有骨质疏松症，特别是女性较多见。因此，老年人要多吃些含钙量较高的食物如骨头汤、牛奶等。患有骨质疏松症的老年人，每天可补充钙质 1.5 克。为了促进钙质的吸收，应多晒太阳，以增加体内的维生素 D。

对水摄入的要求。老年人的饮水量根据各自的需要而定，注意不要有意识地过多摄入。

总的来说，老年人的饮食最重要的是要注意营养的平衡。因为老年人的代谢能力相对较差，任何一种营养物质都应适量，都应符合老年人的生理需求，既不能过多，也不能太少。具体地说，就是食物要全面。保持多样化，不要偏食，五谷杂粮、畜禽蛋乳、水陆菜蔬、干鲜果品、

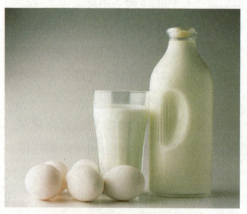

中老年人要补钙

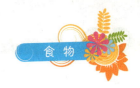

鱼贝虾蟹、山珍海味等都要吃。不要因为有高血压、冠心病，就"谈荤色变"，患这两种病的老人，瘦肉、牛奶可以吃，豆类更宜多吃。否则会因营养不良而身体消瘦，抵抗力减退，反而对身体健康不利。

饮食宜清淡。由于老年人味觉减退，因此特别喜欢吃味浓油腻和油炸的食物，但这类食物不易消化，应该节制。中医认为，过食肥甘厚味，容易助湿生痰，甚至化热为毒，所以应以"清淡饮食"为主。以谷为养，果菜为充，肉类益之，既可满足各种营养素的供应，又可保持大便通畅。但清淡不等于吃素。

饮食有节。老年人胃肠道适应能力较差，应避免暴饮暴食。暴饮暴食会使运化功能失常，气血郁滞，食物腐败，从而引起腹胀、泄泻、嗳气等症状，甚至因发生急性胃扩张或诱发心肌梗死而死亡。

饭菜宜软烂。老年人因牙齿磨损、松动或脱落，咀嚼能力降低，各种消化酶分泌减少，消化能力差，因此应该把食物切碎煮烂，肉可以做成肉糜，蔬菜宜用嫩叶。烹调多采用焖、炖、蒸、汆等方法，少用煎炸油腻食品及刺激性调味品。同时还要注意荤素搭配，干稀相得，色香味俱佳，以增进食欲，促进消化。

要少食多餐。老年人肝脏合成糖原的能力降低，糖原储备较少，对低血糖耐受力较差，容易感到饥饿和头晕。因此，在睡前、起床后或两餐间老年人可适当吃少许食物作为点心。一般每日可安排五餐，每餐的量不宜太多，餐间不吃零食，特别是甜食，以免影响食欲，导致消化功能紊乱。

进食温度要适宜：由于老年人唾液分泌减少，口腔黏膜抵抗力下降，所以，不宜进过热的食物，据认为进食过热饮食，是引起食管癌的原因之一。相反，进过冷饮食，容易损伤胃气，所谓"生冷伤脾，硬物难化"是有道理的。要多吃果菜。老年人多吃新鲜水果和蔬菜，以保证维生素和矿物质的供给。其中果胶和纤维素有促进胃肠蠕动的作用，它可防止粪便在肠内滞留，对预防便秘和肠道肿瘤的发生都有很重要的作用。同时，老年人吃海带、紫菜等海生植物食品，对防止动脉硬化，减少脑血管疾病发生意外有一定的作用。

健康饮食金字塔

在人的一生中，对快乐与幸福的追求是永不停息的。实现快乐的前提是健康。没有健康就很难达到快乐和幸福的体验。那么，什么是健康呢？世界卫生组织提出的健康概念为：健康是一种身体上、精神上和社会适应上的完好状态。

科学健康的生活方式主要包括4个方面：第一，注重膳食营养的平衡；第二，不吸烟，少饮酒；第三，坚持经常的适当运动；第四，保持愉快平静的心境。这里首先提倡的就是膳食营养要平衡。怎样才能达到真正吃得健康，营养平衡呢？

人为了维持生命和健康，天天都要补充足够的食物，从食物中摄取营养。人体所需的营养素有：碳水化合物与纤维、脂肪、蛋白质、无机盐与微量元素、维生素和水。美国的健康营养专家经过研究，根据人体每日需要的4种主要营养素，制定了一个合理搭配的膳食比例图，叫做4种基本营养金字塔。

据悉，金字塔的建造者，包括科学家、营养师、职员、以及顾问。哈佛大学公共健康学院的专家们依靠所获得的最科学的证据，根据食物与健康之间的关系，建立了新的健康饮食金字塔。在关于吃什么的问题上，提出了更好的建议。

"金字塔"的第一层（最底层），是最重要的碳水化合物和纤维，应占

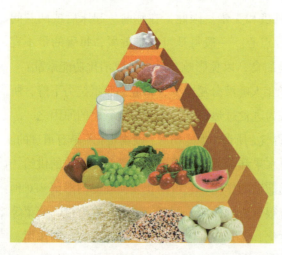

健康饮食金字塔

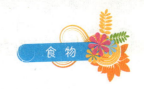

膳食总比例中的 55%。它是我们饮食中重要的部分。"金字塔"的第二层，脂肪占 20%；"金字塔"的第三层，蛋白质占 15%；"金字塔"的最顶层，纯糖（也叫简单碳水化合物）占 10%。"营养金字塔"是膳食中唯一最佳的结构，也是重建合理的饮食结构，减少疾病，促进健康的最持久的方法。营养金字塔中，4 种主要成分——碳水化合物、纤维、脂肪、蛋白质，发挥其真正强有力的功效是在于它们的相互增效作用，而不是简单的各种成分的单一作用。只有把这些元素以适当比例结合起来，你的身体才得以从理想的基础饮食中，获得充分的养料。它可以使你保持适当的体重，轻松愉快的情绪，精力充沛地学习和工作，也有助于防止衰老和延长寿命。金字塔的高碳水化合物、高纤维、低脂肪、低蛋白质、少量纯糖的饮食搭配，还能预防心血管病、各种癌症、高血压、中风、糖尿病、关节炎、肠道疾病和肥胖病的发生。

我们怎样根据营养金字塔的合理比例安排每日饮食呢？金字塔第一层的碳水化合物与纤维主要来源是谷物：包括小麦、大麦、燕麦、大米、小米和玉米；豆类：主要有蚕豆和豌豆等，碳水化合物的含量达 50% ~ 60%；还有土豆、干果类也富含碳水化合物。谷物和豆类食物应该是我们天天饮食中的主食。纤维大量存在于蔬菜与水果当中。如芹菜、胡萝卜、萝卜、菜花、甘蓝、茄子、南瓜，苹果、葡萄、橙子、柚子等。我们天天应注重搭配吃些蔬菜和水果。纤维对维持人体健康作用是十分重要的。它的任务是：保持人体消化系统工作顺利且有规律地排出废物和毒素，减少脂肪被人体的吸收，降低血脂和血压，预防心血管病。

金字塔第二层的脂肪主要来源于：动物和植物油中。脂肪的摄入最好是动、植物油搭配食用。动物性脂肪还存在猪、牛、羊的肥肉中。饮食要做到荤素搭配，天天吃一点肉。老年人适当少食动物性脂肪。鸡蛋中也含有 7% ~ 15% 的脂肪，因此，鸡蛋也不宜多吃。

金字塔第三层的蛋白质主要来源是豆类、肉类、蛋类和谷物。其中豆类含蛋白质很高，一般在 20% ~ 30%，肉类含量在 10% ~ 24%，蛋类含量为 12% ~ 15%，谷物含量为 6% ~ 17%。我们每日需要的蛋白质比例较少，占饮食总比例的15%，应该注重从植物中摄取最佳。在我们的食谱中，天天应有些豆类，如豆粥、豆芽、豆腐等豆制品，最好天天安排吃一种。再加上主食中含的蛋白质基本够了。假如不吃豆类食物，吃点肉食或蛋类，蛋白质的需要也完全可以满足。

金字塔的最顶层的纯糖，应该说水果、低脂牛奶或酸奶是最佳来源。它们都属于天然糖，天天可以少吃一点，不可多食。纯糖在一天的摄入只占膳食比例的10%。像点心、糖果、冰激凌、甜零食和甜饮料一类食品，最好不吃或少吃。因为它们不是天然的糖，而是经过人工浓缩的甜食，对人体有极大的危害。尤其应限制儿童食甜零食和甜饮料。

其他营养素如无机盐与微量元素、维生素，一般需要量已经从天天食用的谷物、豆类、蔬菜和水果中摄取到。在特殊情况下，可根据医嘱加些补剂。另外，水对人体健康是至关重要的。合理饮水对于调节体温、在消化吸收及代谢产物的排泄等生理过程中都具有重大意义。正常人天天需要饮6～8杯水。早晨起床和晚上睡觉前最好能喝一杯水，这对健康十分有益。

随着人民生活水平的提高，许多人并不注重科学的饮食，大吃、大喝，烟酒无度，造成肥胖病、高血压、糖尿病、心血管病发病率急剧上升，一方面损害了自身健康，另一方面给社会带来巨大负担。可以说健康并非是吃好、喝好、保养好，而是要养成良好的生活习惯。从建立起自己健康的养生方法做起，才能使生命把握在自己手中。

图与文

坚果和种仁含有烟酸、维生素B_6、叶酸、镁、锌、铜和钾，以及多种抗氧化剂等多种营养成分，素食者常吃

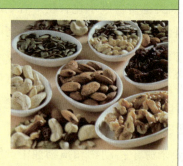

坚果有助于摄取缺乏的营养元素，以获得均衡营养。坚果热量虽然高，却是护心健脑的好食物。坚果与种仁还可以降低患冠心病的概率，常吃坚果的人不易患心肌梗死。此外，其含有的本酚素可以降低胆固醇；硼元素会让人的反应更敏锐。常吃坚果，可获得固齿、补益、养身的效果。

第五章
食物的科学搭配

随着人们对健康的关注，食物的营养高低越来越受重视。从现代营养科学观点看，两种或两种以上的食物，如果搭配合理会起到营养互补、相辅相成的作用，发挥其对人体保健的最大效果。实际上，食物没有好坏之分，再好的食物天天单一地吃，也会营养缺乏。为了营养成分全面，易于食用，一般采取软配软，如鱼烧豆腐；脆配脆，如南芥炒虾仁；韧配韧，如蒜苔炒鱿鱼；嫩配嫩，如菜心炒芙蓉鸡片等。鲜肉类配以鲜嫩的青菜，使丰富的蛋白质、脂肪与丰富的维生素、矿物质相互补充。

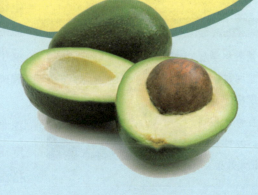

食物搭配的原则

食物搭配的重要性，2 000多年前在中医著作里就有所论述，其主要依据就是食物的"气"和"味"。中医认为食物有"四气"（寒、热、温、凉）和"五味"（辛、甘、酸、苦、咸），食物搭配的原则就是寒与热、辛与甘等达到平衡。

具体来说，中医在食物搭配上有4种情况，前两种可以增强食疗效果：一是相须相使，即性能基本相同或某一方面性能相似的食物配合，能够不同程度地增强原有的食疗功效。如"当归生姜羊肉汤"中，温补气血的羊肉与补血止痛的当归和温中散寒的姜配伍，可增强补虚散寒止痛之功，同时还可以去掉羊肉的腥膻味。二是相畏相杀，即当两种食物同用时，一种食物的毒性或副作用能被另一种食物降低或消除。如大蒜可防治蘑菇、扁豆中毒，橄榄解河豚、鱼、蟹引起的轻微中毒。

食物搭配中还有两种情况可能削弱食疗效果，因此要尽量避免：一是相恶，即两种食物同用后，由于相互牵制，使原有的功能降低甚至丧失。如吃羊肉、狗肉之类温补气血的食物，尽量不要同时吃绿豆、鲜萝卜、西瓜等，否则会减弱前者的温补作用。二是相反。即两种食物同用时，能产生毒性反应或腹泻等明显的副作用，比如蜂蜜反生葱、黄瓜反花生、鹅肉反鸭梨等。

不管从现代营养学还是中医传统理论的角度讲，要想了解食物的搭配，都需要一定的专

■图与文

从现代营养科学观点看，两种或两种以上的食物，如果搭配合理会起到营养互补、相辅相成的作用，发挥其对人体保健的最大效果。

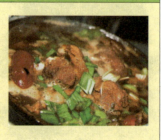

业知识，才能最大限度地达到膳食和营养平衡。对于普通的老百姓来说，在生活中尽量多吃不同种类的食物，是最基本的搭配原则。比如，我国营养学家建议，人每天除了水以外，还要吃30—35种食物。这个数字看起来多，实际上并不难达到，因为食物中的调料如花椒、大料等都算其中的一种。除了"多"以外，还要注重"远"和"杂"。"远"就是一天内所吃食物的种属越远越好，比如鸡、鱼、猪搭配就比鸡、鸭、鹅或猪、牛、羊搭配要好；"杂"就是蔬菜、肉、粮食等不同种类的食物都要吃，让营养素共同发挥作用。

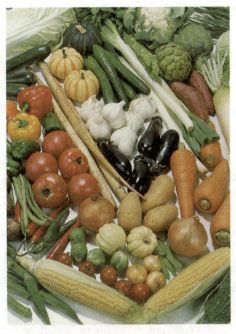

食物的酸碱搭配很重要

此外，还有几种搭配也是必不可少的，一是要注重主食与副食平衡搭配。小米、燕麦、高粱、玉米等杂粮中的矿物质营养丰富，人体不能合成，只能靠从外界摄取，因此不能只吃菜、肉，忽视主食。

二是酸性食物与碱性食物平衡搭配。酸性食物包括含硫、磷、氯等非金属元素较多的食物，如肉、蛋、禽、鱼虾、米面等；碱性食物主要是含钙、钾、钠、镁等金属元素较多的食物，包括蔬菜、水果、豆类、牛奶、茶叶、菌类等。酸性食物吃多了会让人感到身体疲乏、记忆力减退、注意力不集中、腰酸腿痛，增加患病的几率，需要一定的碱性食物来中和。

三是干与稀的平衡。只吃干食会影响肠胃吸收，容易形成便秘；而光吃稀的则容易造成维生素缺乏。营养学家认为，饮食中只要掌握了这些食物搭配的大原则，基本上就能保证营养均衡了。

豆腐也能做出好菜

　　豆腐是一种绿色健康食品，时至今日，已有2 100多年的历史，深受我国人民的喜爱。豆腐有高蛋白，低脂肪，降血压，降血脂，降胆固醇的功效。是生熟皆可，老幼皆宜，养生摄生、益寿延年的美食佳品。利用豆腐与以下食品组合，也能做出色香味美的佳肴。

　　豆腐与海带。豆腐营养丰富，含皂角苷成分，能抑制脂肪的吸收，促进脂肪分解，阻止动脉硬化的过氧化脂质的产生。但是，皂角苷会造成机体碘的缺乏，而海带中富含人体必需的碘。二者同食，可互相补充，有利于消化和吸收。

　　豆腐与鱼。豆腐和鱼都是高蛋白食物，但所含蛋白质和氨基酸组成都不够合理。如豆腐蛋白质缺乏蛋氨酸和赖氨酸，鱼肉蛋白质则缺乏苯丙氨酸，营养学家称之为不完全蛋白质。若将两种食物同吃，就可互相取长补短，使蛋白质的组成趋于合理。两种食物的蛋白质都变成了完全蛋白质，利用价值提高。

　　豆腐与萝卜。豆腐属于植物蛋白，若多吃可引起消化不良。如果与萝卜同食，此弊即可消除。因为萝卜有助消化之功，可使豆腐中的养分大量被人吸收而不产生腹胀、腹泻等不适感觉。

　　豆腐与西红柿。西红柿果蔬兼具，味美可

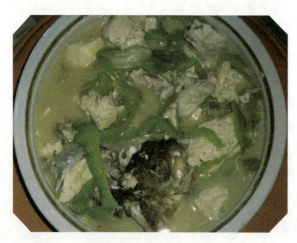

鱼头苦瓜豆腐汤

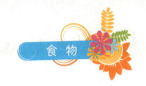

口。西红柿不仅含丰富的维生素和有机酸，而且含各种矿物质也很多，占其总重量的 0.6%，其中以钙、磷、锌、铁为多，还有锰、铜、碘等重要微量元素。西红柿配以含微量矿物质元素更为丰富的豆腐，将满足人体对各种微量元素的最大需要。另外，生津止渴、健胃消食的西红柿与益气和中、生津润燥、清热解毒的豆腐配食，其温补脾胃、生津止渴、益气和中的功效还会增强。

猪肉鲜菜的搭配

猪肉又名豚肉，其味甘咸性平，含有丰富的蛋白质及脂肪、碳水化合物、钙、磷、铁等成分。猪肉是日常生活的主要副食品，具有补虚强身，滋阴润燥、丰肌泽肤的作用。凡病后体弱、产后血虚、面黄羸瘦者，皆可用之作营养滋补之品。猪肉与以下蔬菜搭配可起到互补的作用。

猪肉与大蒜。民间素有"吃肉不加蒜，营养减一半"之说，确有科学道理。以维生素 B_1 为例，猪肉中含量比其他肉食含量平均高 9 倍，但此种维生素不稳定，在人体停留时间也短。若同吃大蒜，大蒜中之蒜素与维生素 B_1 结合，将其水溶性变为脂溶性，进而大大增加人体的吸收与利用，保健效果更佳。

瘦肉与大葱。大葱中有一种称为二烯酸二硫化物的成分，此种成分可与肉中蛋白质结合，提高蛋白质的消化、吸收与利用率。此外，味道也更加鲜美，吃起来更为爽口。

猪肉与大巢菜。大巢菜宜与猪肉或猪蹄等搭配食用。大巢菜又名野苕子、野豌豆，多生于田边及灌木林间，可做汤或炒食。大巢菜含有蛋白质、碳水化合物、脂肪、钙、磷等多种营养成分。从食物药性来看，大巢菜味甘性寒，具有清热利湿、和血祛淤的功效。大巢菜与滋阴润燥、补中益气的猪肉相配，可为人体提供丰富的营养成分，具有滋阴健中、和血利湿的功效。最适合于治疗干咳、口渴、浮肿、心悸、体倦、乏力、便秘等病症。

猪肉与洋葱。在日常膳食中，人们经常把洋葱与猪肉一起烹调，这是因为洋葱具有防止动脉硬化和使血栓溶解的效能，同时洋葱含有的活性成分能和猪肉中的蛋白质相结合，产生令人愉悦的气味。洋葱和猪肉配食，是理想的酸碱食物搭配，可为人体提供丰富的营养成分，具有滋阴润燥的功效。适合于辅助治疗阴虚干咳、口渴、体倦、乏力、便秘等病症，还对于预防高血压和脑出血非常有效。猪肉与黄瓜。黄瓜味甘性凉，具有清热、利尿、解毒的功效。在日常膳食中黄瓜烧肉是由黄瓜与滋阴润燥、补中益气的猪肉相配而成的，具有清热解毒、滋阴润燥的功效。适合于治疗消渴、烦热、阴虚干咳、体虚、乏力、营养不足、便秘等病症。

猪肉与藕。从食物的药性来看，藕味甘性寒，具有健脾、开胃、益血、生肌、止泻的功效，配以滋阴润燥、补中益气的猪肉，素荤搭配合用，可为人体提供丰富的营养成分，具有滋阴血、健脾胃的功效。适合于治疗体倦、乏力、瘦弱、干咳、口渴等症。健康人食用则可补中养神、益气益力。

猪肉与黄花菜。黄花菜为百合科植物萱草、北黄花菜、小黄花菜等的花蕾干制品，又名金针菜。黄花菜色泽金黄，香味浓郁，食之清香、爽滑、嫩糯、甘甜，常与木耳齐名为"席上珍品"。不仅如此，黄花菜的营养价值也很高，能安五脏、补心志、明目，与滋补肾气的猪肉配成菜肴，含有丰富的蛋白质、多种维生素等营养物质，具有滋补气血、填髓添精的作用。可防治神经衰弱、反应迟钝、记忆力减退等病症，还可用作辅助治疗食欲欠佳、体虚乏力等病症。

猪肝与菠菜。猪肝富含铁、叶酸、维生素 B_{12} 等造血原料，菠菜中的铁质与叶酸也不少，都有补血（补血产品）功能。两种食物同吃，一荤一素，共同促进，相辅相成，防治贫血最好。

猪肝与洋葱。从食物的药性来看，洋葱味甘性平，具有解毒化痰、清热利尿的功效，含有蔬菜中极少见的前列腺素，能降低血压。洋葱配以补

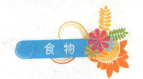

肝明目、补益血气的猪肝，可为人体提供丰富的蛋白质、维生素 A 等多种营养物质，具有补虚损的功效。适合于治疗夜盲、眼花、视力减退、浮肿、面色萎黄、贫血、体虚乏力、营养不良等病症。

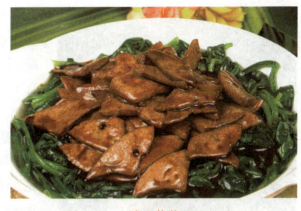

猪肝菠菜

猪肝与苦瓜。猪肝味苦性温，能补肝、养血、明目。每 100 克猪肝含维生素 A 高达 2.6 毫克，非一般食品所能及。维生素 A 能阻止和抑制癌细胞的增长，并能将已向癌细胞分化的细胞恢复为正常。而苦瓜也有一定的防癌作用，因为它含有一种活性蛋白质，能有效地促使体内免疫细胞去杀灭癌细胞。两者合理搭配，功力相辅，荤素配伍适当，经常食用有利于防治癌症。

鸡鸭肉的科学配伍

鸡鸭是我们的主要家禽，鸡鸭肉的肉质细嫩，滋味鲜美，适合多种烹调方法，并富有营养，有滋补养身的作用。鸡鸭肉不但适于热炒、炖汤，而且是比较适合冷食凉拌的肉类。

鸡肉与栗子。鸡肉补脾造血，栗子健脾，脾健则更有利于吸收鸡肉的营养成分，造血功能也会随之增强。老母鸡汤煨栗子效果便佳。

鸡肉与金雀花。雀花与温中补气、补髓添精的鸡肉相配，可为人体提供丰富的营养成分，具有滋阴补阳、健脾益气的功效。最适合于治疗虚劳咳嗽、头晕头痛、腰膝酸软、耳鸣眼花、胃呆食少等病症。

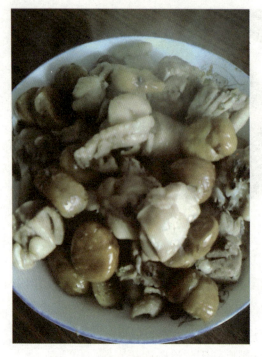
鸡肉栗子

鸡肉与茉莉花。茉莉花与温中益气、补髓填精的鸡肉相配，有助于人体防病健身。适合于五脏虚损而具有虚火之人食用，对于贫血、疲倦乏力者尤其适用。

鸭肉与山药。老鸭既可补充人体水分又可补阴，并可消热止咳。山药的补阴之力更强，与鸭肉伴食，可消除油腻，补肺效果更佳。

鸭肉与桂花。桂花是有名的观赏花，还可作药食用。桂花含有许多芳香物质。从食物药性来看，桂花味辛性温，具有化痰、散淤的功效，是治疗痰淤、咳喘、牙痛、口臭的良药。鸭肉具有滋阴补虚、利尿消肿之功效。两者搭配合用，可滋阴补虚、化痰散瘀、利尿消肿。最适合于阴虚、多痰、水肿等病人食用。亦可作为肺气肿、肺心病等病人的辅助饮食。

🌸 鱼虾类的搭配佳肴

鱼的种类很多，主要的食用淡水鱼包括鲤鱼、草鱼、鲫鱼、鳜鱼等，海水鱼包括黄鱼、带鱼、平鱼等。它们都具有肉质细嫩鲜美、营养丰富的特点，是一些维生素、矿物质的良好来源。

甲鱼与蜜糖。不仅甜味上口，鲜美宜人，而且含有丰富的蛋白质、

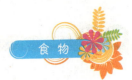

脂肪、多种维生素，并含有辛酸，本多酸、硅酸等，实为不可多的强身剂，对心脏病、肠胃病、贫血均有疗效，还能促进生长，预防衰老。

鲤鱼与黄瓜。鱼肉鲜嫩，黄瓜脆香，营养丰富，两者搭配，味美可口。鲤鱼中含有人体所需的蛋白质、维生素、矿物质，肉质细嫩，容易被身体消化吸收。从药性来看，鲤鱼

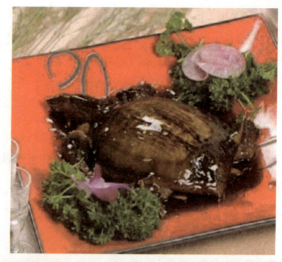

甲鱼配蜜糖

味甘性平，有开健脾、消水肿、利小便、安胎气、下乳汁的功能。黄瓜可抑制糖类转化成脂肪，有减肥和降低胆固醇的作用。故鲤鱼与黄瓜搭配同食，有利于人体健康，特别适合于消化不良、下肢浮肿、高血压等病患者及孕产妇、肥胖者食用。

鳝鱼与藕。补精最好是鳝鱼。鳝鱼所含的黏液主要是由黏蛋白与多糖类组合而成，能促进蛋白质的吸收和合成，而且还能增强人体新陈代谢和生殖器官功能。藕所含的黏液也主要由黏蛋白组成，还含有卵磷脂、维生素C、维生素B_{12}等，能降低胆固醇含量，防止动脉硬化。两者搭配食用，具有滋养身体的显著功效。 此外，藕含有大量食物纤维，属碱性食物，而鳝鱼属酸性食物，两者合吃，有助于维持人体酸碱平衡，是强肾壮阳的食疗良方。

鲤鱼与米醋。鲤鱼有除湿消肿的功效；米醋也有利湿的功能，二者同食，利湿效果更好。

虾皮与鸡蛋。此乃人体获取钙质的又一良法。虾皮50克放入碗内，打入两个生鸡蛋拌匀。炒勺内放花生油25克，待油热后倒入鸡蛋翻炒

即成。虾皮含钙多,鸡蛋也是钙元素的"富矿",两者相加,补钙功效成倍增长。

虾米与黄瓜。虾米可温补肾阳,配以黄瓜,可制成家常菜虾米拌黄瓜。该菜具有清热、利尿、补肾的功效。适合于治疗消渴、烦热、咽喉肿痛、目赤、水肿、腰膝酸疼等病症。

虾米与丝瓜。虾米具有补肾壮阳、通乳、托毒的功效,与可止咳平喘、清热解毒、凉血止血的丝瓜搭配,具有滋肺阴、补肾阳的功效,常吃对人体健康极为有利。适合于辅助治疗肺虚咳嗽、体倦、腰膝酸软等病症。

牛羊肉的合理配膳

牛肉是全世界人都爱吃的食品,是中国人消费的主要肉类食品之一,仅次于猪肉,牛肉蛋白质含量高,而脂肪含量低,所以味道鲜美,受人喜爱,享有"肉中骄子"的美称。羊肉既能御风寒,又可补身体,对一般风寒咳嗽、慢性气管炎、虚寒哮喘、肾亏阳痿、腹部冷痛、体虚怕冷、腰膝酸软、面黄肌瘦、气血两亏、病后或产后身体虚亏等一切虚证均有治疗和补益效果,最适宜于冬季食用,故被称为冬令补品,深受人们欢迎。

牛肉土豆。牛肉营养价值高,并有健脾胃的作用,但牛肉粗糙,有时会影响胃黏膜。土豆与牛肉同煮,不但味道好,且土豆含有丰富的叶酸,起着保护胃黏膜的作用。

牛肉白菜。白菜是我国广大地区冬春两季的主要蔬菜,白菜含有的粗纤维有促进肠胃畅通的作用。牛肉也是我国常见的肉食品种,含有丰富的蛋白质和其他营养成分,有补脾胃、益精血的功效。白菜与牛肉,素荤相配,互为补充,营养全面、丰富,具有健脾开胃的功效,特别适宜虚弱病人经常食用。对于体弱乏力、肺热咳嗽者有辅助疗效。

牛肉南瓜。从食物的药性来看,南瓜味甘性温,能补中益气、消炎止痛、

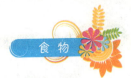

解毒杀虫。牛肉味甘性平，归脾、胃经，具有补脾胃、益气血、止消渴、强筋骨的功效。南瓜与牛肉搭配食用，则更具有补脾益气、解毒止痛的疗效。适合于辅助治疗中气虚弱、消渴、肺痈、筋骨酸软等病症。近年来多用于防治糖尿病、动脉硬化、胃及十二指肠溃疡等病症。

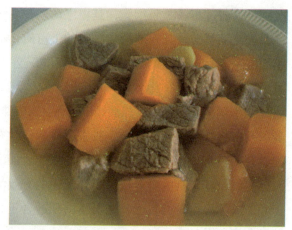

牛肉南瓜

羊肉生姜。冬令补虚佳品，可治腰背冷痛、四肢风湿疼痛等。原理：羊肉可补气血和温肾阳，生姜有止痛祛风湿等作用。同食，生姜既能去腥膻等异味，又能有助羊肉温阳祛寒。

羊肉与凉性蔬菜。吃羊肉时，可以搭配一些凉性蔬菜，如冬瓜、丝瓜、油菜、菠菜、白菜、金针菇、莲藕、茭白、笋、菜心等，能起到清凉、解毒、去火的作用，既能利用羊肉的补益功效，又能消除羊肉的燥热之性。如果有条件，还可以放点莲子心，有清心泻火的作用。

羊肝与枸杞叶。羊肝能明目宁心、温补肾气，枸杞叶有明目、益肾、壮阳之功效。二者同食，更可以补肾益精，并防治眼疾。

蛋类的巧妙组合

鸡蛋中富含丰富的蛋白质，对人身的健康起到较好的作用。蛋白质在胃液消化酶的作用下，初步水解，在小肠中完成整个消化吸收过程。氨基酸的吸收通过小肠黏膜细胞，是由主动运转系统进行，分别转运中性、酸性和碱性氨基酸在肠内被消化吸收的蛋白质，不仅来自于食物，也有肠黏膜细胞脱落和消化液的分泌等，每天有 70g 左右蛋白质进入消化系统，其中大部分被消化和重吸收。

鸡蛋洋葱。洋葱不仅甜润嫩滑，而且含有维生素 B_1、B_2、C 和钙、铁、磷以及植物纤维等营养成分，特别是洋葱还含有"芦丁"成分，能维持毛细血管的正常功能，具有强化血管的作用。如洋葱与鸡蛋搭配，不仅可为人体提供极其丰富的营养成分，洋葱中的有效活性成分还能降低鸡蛋中胆固醇对人体心血管的负面作用。本搭配适合于高血压高血脂等心血管病作辅助食疗食物。

松花蛋与姜醋汁。松花蛋一般是用茶叶、石灰泥包裹鸭蛋制成。这就使大量的儿茶酚、单宁和氢氧化钠侵入蛋体的蛋白质中，使蛋白质分解，并产生一定的氨气。所以，松花蛋有一股碱涩味。吃松花蛋配用姜醋汁，不仅可以利用姜辣素和醋酸来中和碱性，除掉碱涩味，而且还可以利用姜醋汁中含有的挥发油和醋酸，破坏松花蛋在制作中使用的一种有毒物质黄丹粉和松花蛋的蛋白质在分解过程中产生的对人体有害的硫化氢、氨气等。

鸡蛋与百合。中医学认为，百合清痰火，补虚损；蛋黄能除烦热，补阴血。两种食物加糖调理，滋阴润燥、清心安神之功效更佳。

鸡蛋与韭菜。韭菜是我国南北方人都喜爱吃的蔬菜，能温中、下气、补虚、调和肺腑、益阳，与鸡蛋同炒，则相得益彰，可以起到温补肾阳、行气止痛的作用，对尿频、肾虚、痔疮以及胃脘疼痛等均有一定的疗效。

鸡蛋与丝瓜。丝瓜味甘性平，可清暑凉血、解热毒、润肤美容。丝瓜含有丰富的营养物质，它所含的蛋白质、淀粉、钙、磷、铁、胡萝卜素、维生素 C 等在瓜类蔬菜中都是较高的。鸡蛋可润肺利咽、清热解毒、滋阴润燥、养血熄风。二者搭配同食，具有清热解毒、滋阴润燥、养血通乳的功效。适合于治疗热毒、咽痛、目赤、消渴、烦热等症，常食还能使人肌肤润泽健美。

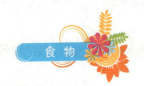

鸡蛋西红柿。西红柿含有丰富的维生素C、糖类、芦丁等成分，具有抗坏血病、润肤、保护血管、降压、助消化、利尿等作用；鸡蛋中含有丰富的蛋白质、脂肪、多种维生素等成分，具有滋阴润燥、养血

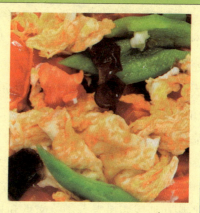

■图与文

我们常吃的"西红柿炒鸡蛋"，其实就是食物搭配中成功的例子。因为鸡蛋中含有丰富的蛋白质和各种维生素，比如B族维生素、尼克酸、卵磷脂等，但唯独缺少维生素C，西红柿中含有大量的维生素C，正好弥补了它的缺陷，所以二者放在一起吃能起到营养互补的作用，这正是现代营养学讲究食物搭配的重点所在。

等功效。二者同食，能为人体提供丰富的营养成分，具有一定的健美和抗衰老的作用。因此，西红柿与鸡蛋搭配同食好。

鸡蛋黄花菜。黄花菜与滋阴润燥、清热利咽的鸡蛋相配，具有清热解毒、滋阴润肺、止血消炎的功效，也可为人体提供丰富的营养成分。适合于治疗咽痛、目赤、虚劳吐血、热毒肿痛、痢疾、便血、小便赤涩、营养不良等病症。

蔬菜之间的搭配

蔬菜是人们日常饮食中必不可少的食物之一。蔬菜可提供人体所必需的多种维生素和矿物质。据国际粮农组织统计，人体必需的维生素C的90%、维生素A的60%来自蔬菜。此外，蔬菜中还有多种多样的植物化学物质，是人们公认的对健康有效的成分，如：类胡萝卜素、二丙烯化合物、甲基硫化合物等。

黄瓜和西红柿。西红柿含有全面、丰富的维生素，每人每天只要吃 2～3个，就可满足一天的维生素需要，故西红柿具有"维生素压缩饼干"的美誉。西红柿还含有苹果酸（苹果酸产品，苹果酸资讯）、柠檬酸等有机酸成分，因而具有生津止渴、健胃消食的功效。黄瓜清除烦热、生津止渴、解毒利尿，功效独特。适合于辅助治疗身热口渴、胸中烦闷、水肿、阴虚火旺、热性病伤阴、高血压等病症。

南瓜红枣。南瓜既可做蔬菜，又可代粮食。其营养很有特点，不含脂肪，属低热量食物，含各种矿物质和维生素较全面，极有利于高血压、冠心病和糖尿病患者食用。南瓜和具有补中益气功效、有"维生素丸"称誉的红枣搭配，有补中益气、收敛肺气的功效，特别适用于预防和治疗糖尿病。也适合于动脉硬化、胃及十二指肠溃疡等多种疾病患者食用。

南瓜赤小豆。南瓜是公认的保健食品，其肉厚色黄，味甜而浓，含有丰富的糖类、维生素 A 原和维生素 C 等。由于其是低热量的特效食品，常食有健肤润肤、防止皮肤粗糙、减肥的作用。赤小豆也有利尿、消肿、减肥的作用。南瓜与赤小豆搭配，有一定的健美、润肤作用，还对于感冒、胃痛、咽喉痛、百日咳及癌症有一定疗效。

黄瓜与木耳。有排毒、减肥功效，黄瓜中的丙醇二酸能抑制体内糖分转化为脂肪，从而达到减肥的功效。而木耳富含多种营养成分，被誉为"素中之荤"。木耳中的植物胶质，有较强的吸附力，可将残留在人体消化系统中

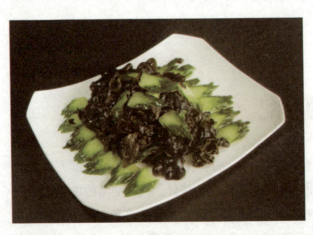

黄瓜黑木耳

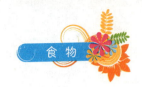

的某些杂质集中吸附，再排出体外，从而起到排毒清肠的作用。二者混吃可达到减肥、滋补强壮、和血、平衡营养之功效。

黄瓜与豆腐。可解毒消炎、润燥平胃。豆腐在植物性食物中蛋白含量最高，且其蛋白质很容易被人体消化吸收，是肠胃消化功能降低的人的理想食物。豆腐性寒，含碳水化合物极少，有节制机体和润燥平火作用。搭配味甘性寒的黄瓜，具有清热利尿、解表、解毒、消炎、养肺行津、润燥平胃及清热散血等功效。

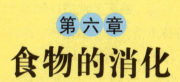

第六章

食物的消化

食物的消化指机体通过消化管的运动和消化腺分泌物的酶解作用，使大块的、分子结构复杂的食物，分解为能被吸收的、分子结构简单的小分子化学物质的过程。其中，通过机械作用，把食物由大块变成小块，称为机械消化；通过消化酶的作用，把大分子变成小分子，称为化学消化。食物的消化 有利于营养物质通过消化管黏膜上皮细胞进入血液和淋巴——吸收，从而为机体的生命活动提供能量。

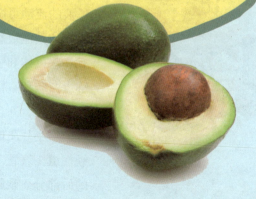

人体的消化系统

　　人体的消化系统由消化管和消化腺两部分组成。消化管包括口腔、咽、食管、胃、小肠和大肠等部。临床上常把口腔到十二指肠的这一段称上消化道，空肠以下的部分称下消化道。消化腺有小消化腺和大消化腺两种。小消化腺散在于消化管各部的管壁内，大消化腺有 3 对唾液腺、肝和胰。

　　口腔是消化道和呼吸系统的入口，其内覆盖有黏膜层，位于两颊、舌下和颌下的唾液腺的腺管都开口于此。舌位于口腔底部，其功能是感觉食物的味道和搅拌食物。口腔后下是咽部。食物味道是由舌表面的味蕾感知的，味觉相对较简单，仅能区别甜、酸、咸和苦味，而嗅觉要复杂得多，可以区别各种微小差异的气味。

　　食物经前方的牙齿（犬齿）切断和后面的牙齿（磨牙）嚼碎成为易于消化的小颗粒。唾液腺分泌的唾液带有消化酶覆盖于这些颗粒表面，并开始消化。在未进食时，唾液的流动可洗掉那些能引起牙齿腐蚀和其他疾病的细菌。唾液还含有一些抗体和酶，如溶菌酶，可分解蛋白质和直接杀灭细菌。吞咽由主动开始，并自动持续下去。吞咽时，一小片肌肉关闭，以防止食物经气道（气管）进入肺脏，口腔顶的后部分（软腭）升高以防止食物

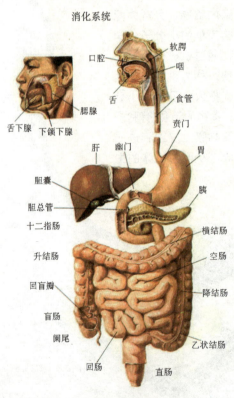

消化系统

软腭
口腔
咽
舌
食管
腮腺
舌下腺　下颌下腺
贲门
肝　幽门　　　胃
胆囊　　　　　胰
胆总管
十二指肠
升结肠　　横结肠
回盲瓣　　空肠
盲肠　　　降结肠
阑尾
乙状结肠
回肠　　直肠

人体的消化器官

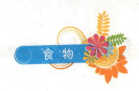

进入鼻腔。食管是一个内覆有黏膜层的薄壁肌肉管道，连接着咽部和胃。食物在食管的推进不是靠重力，而是靠肌肉有节律地收缩和松弛，称为蠕动。

胃是一个大的蚕豆形肌性空腔脏器，包括3部分：贲门、胃体和胃窦。食物通过能开闭的环状肌肉（括约肌），从食管进入胃内。此括约肌能防止胃内容物返流到食管。

胃是储存食物的器官，可有节律地收缩，并使食物与酶混合。胃表面的细胞分泌3种重要物质：黏液、盐酸和胃蛋白酶（一种能分解蛋白质的酶）前体。黏液覆盖于胃的表面，保护其免受盐酸和酶的损伤。任何原因造成此黏液层破坏，如幽门螺杆菌感染或阿司匹林都能导致损伤，发生胃溃疡。盐酸提供了一种胃蛋白酶分解蛋白所需要的高酸环境。胃内高酸还能杀灭大多数细菌而成为一种抵御感染的屏障。到达胃的神经冲动、胃泌素（胃释放的一种激素）和组胺（胃释放的一种活性物质）都能刺激胃酸的分泌。胃蛋白酶大约能分解食物中10%的蛋白质，它是唯一能消化胶原的酶。胶原是一种蛋白质，是肉食的一种主要成分。仅有少数几种物质，如酒精和阿司匹林能从胃直接吸收，但仅能小量吸收。

胃运送食物到第一段小肠即十二指肠。经幽门括约肌进入十二指肠的食物量受小肠消化能力的调节。若食物已充满，则十二指肠会发出信号使胃停止排空。十二指肠接受来自胰腺的胰酶和来自肝脏的胆汁。这些消化液通过奥迪括约肌的开口进入十二指肠，它们在帮助食物消化和吸收中起着重要作用。肠道通过蠕动来搅拌食物，使其与肠的分泌液混合，也有助于食物消化和吸收。十二指肠最开始的10cm左右表面光滑，其余部分都有皱褶、小突起（绒毛）和更小的突起（微绒毛）。它们显著地增加了十二指肠表面面积，有利于营养物质的吸收。

肝脏是一个有多种功能的大器官，仅某些功能与消化有关。食物的营养成分被吸收进入小肠壁，而小肠壁有大量的微小血管（毛细血管）供血。这些毛细血管汇入小静脉、大静脉，最后经门静脉进入肝脏。在肝脏内，门静脉分为许许多多细小的血管，流入的血液即在此进行处理。肝脏对血液的处理有两种形式：清除从肠道吸收来的细菌和其他异物；进一步分解从肠道吸收来的营养物质，使其成为身体可利用的形式。肝脏高效率地进行这种身体所必需的处理过程，使富含营养物质的血液流入体循环。肝脏产生的胆固醇占全身胆固醇的一半，另一半来自食物。大约80%肝脏产生的胆固醇用于制造胆汁。肝脏也分泌胆汁，储存于胆囊供消化时用。

　　胆汁流出肝脏后，经左右肝管流入二者合并而成的肝总管。肝总管与来自胆囊的胆囊管汇合成胆总管。胰管就是在胆总管进入十二指肠处汇合到胆总管的。未进餐时，胆盐在胆囊中浓缩，仅有小量胆汁来自肝脏。当食物进入十二指肠时，通过一系列的激素和神经信号引起胆囊的收缩，胆汁则被排入十二指肠，并与食物混合。胆汁有两个重要功能：帮助脂肪消化和吸收；使体内的一些废物排出体外，特别是红细胞衰老破坏所产生的血红蛋白和过多的胆固醇。胆汁具有以下特别作用：胆盐增加了胆固醇、脂肪和脂溶性维生素的溶解性，从而有助于它们的吸收。胆盐刺激大肠分泌水，从而有助于肠内容物在其中的运行。红细胞破坏后的代谢废物胆红素在胆汁中被排出。药物和其他废物在胆汁中排出，随后被排出体外。在胆汁的功能中起重要作用的各种蛋白质也分泌入胆汁。胆盐被重吸收进入小肠壁，继而被肝脏摄取，然后又被分泌进入胆汁。这种胆汁的循环称为肠肝循环。体内的所有胆盐一天大约循环10～12次。在每一次经过肠道时，

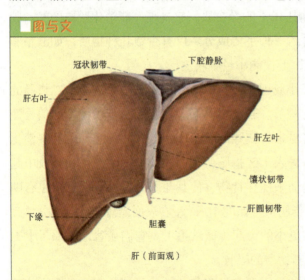

图与文

冠状韧带　　　　　下腔静脉
肝右叶
　　　　　　　　　肝左叶
　　　　　　　　　镰状韧带
　　　　　　　　　肝圆韧带
下缘　　　　胆囊

肝（前面观）

　　肝脏是身体内以代谢功能为主的一个器官，并在身体里面扮演着去氧化、储存肝糖、制造胆汁、分泌性蛋白质的合成等等。人衰老不只表现在外部体态容貌上，身体各内脏器官都会发生变化，其中肝脏改变亦很明显。

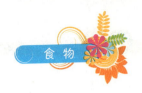

食 物

小量的胆盐会进入结肠，并由细菌将其分解为各种成分。

位于十二指肠以下的其余小肠分为两部分，即空肠和回肠，前者主要负责脂肪和其他营养物质的吸收。同样，肠表面的皱襞、绒毛和微绒毛所形成的巨大表面积使其吸收功能大大增强。小肠壁血供丰富，它们运载着肠道吸收的营养物质经门静脉到达肝脏。肠壁分泌的黏液能润滑肠道及其内容物，水分能帮助溶解食物片段。小肠还释放小量的酶以消化蛋白、糖和脂肪。肠内容物的稠度随其在小肠中的运行而逐渐改变。在十二指肠时，肠液被迅速泵出以稀释胃酸。当肠内容物经过下段小肠时，由于水、黏液、胆汁和胰酶的加入而变得更加稀薄。

大肠由升结肠（右侧）、横结肠、降结肠（左侧）和乙状结肠组成，后者连接直肠。阑尾是一较小的、手指状小管，突出于升结肠靠近大肠与小肠连接的部位。大肠也分泌黏液，并主要负责粪便中水分和电解质的吸收。肠内容物到达大肠时是液体状，但当它们作为粪便到达直肠时通常是固体状。生长在大肠中的许多细菌能进一步消化一些肠内容物，有助于营养物质的吸收。大肠中的细菌还能产生一些重要物质，如维生素 K。这些细菌对健康肠道的功能是必需的。一些疾病和抗生素能破坏大肠中各种细菌间的平衡，产生炎症，导致黏液和水分泌的增加，引起腹泻。

直肠是紧接乙状结肠下面的管腔，止于肛门。通常，由于粪便储存于降结肠内，故直肠腔是空的。当降结肠装满后，粪便就会排入直肠，引起便意。成人和年长儿童可忍住便意，一直到他们到达厕所。婴儿和年幼儿童则缺少这种为推迟排便所必需的肌肉控制。肛门是消化道远端的开口，废物就由此排出体外。

唾液是一种消化液

人们常用"垂涎三尺"、"望梅止渴"等成语形容唾液很多的样子，实际上这是神经刺激支配唾液分泌的写照。唾液是由口腔周围的 3 对唾液腺提供而来的，每天大约能分泌 1.5 升，进食时每分钟分泌量可达 4 毫升。平时的唾液都被吞咽入胃里，经胃肠道被重新吸收回到血液中。

我国古代养生学对唾液极为重视，称之为金津玉液、华池之水。据说只要将舌下产生的大量津液有意地一口口吞下，持之以恒便能达到增加生命活力和延年益寿的目的。现代医学常识认为唾液是一种消化液，能帮助消化。食物经唾液搅拌成糊状不仅便于吞咽，而且唾液中的淀粉酶还可使淀粉变成麦芽糖，有利于胃肠道消化吸收。

唾液、胃酸、肠液、胆汁等，都是对食物消化起作用的液体。消化液主要由有机物、离子和水组成。消化液的主要功能，一是稀释食物，使之与血浆的渗透压相等，以利于吸收；二是改变消化腔内的 pH 值，使之适应于消化酶活性的需要；三是水解复杂的食物成分，使之便于吸收；另外是通过分泌黏液、抗体和大量液体，保护消化道黏膜，防止物理性和化学性的损伤。消化腺包括唾液腺、胰脏、肝脏、胃脏和肠腺。均可分泌消化液，消化液中含有消化酶。

胰腺有两种基本的组织成分：分泌消化酶的胰腺腺泡和分泌激素的胰岛。消化酶进入十二指肠，而激素进入血液。消化酶由胰腺腺泡产生，再经各种小管汇集到胰管，后者在奥狄括约肌处加入胆总管，故胰酶与胆汁在此处汇合，再一并流入十二指肠。胰腺分泌的酶能消化蛋白质、碳水化合物和脂肪。分解蛋白质的酶是以无活性的形式分泌出来的，只有到达肠腔时才被激活。胰腺还分泌大量的碳酸氢盐，通过中和从胃来的盐酸保护十二指肠。胰腺分泌的激素有 3 种：胰岛素，作用是降低血中糖（血糖）的水平；胰高血糖素，作用是升高血糖水平；生长抑素，抑制上述两种激素的释放。

胰液呈碱性，pH 为 7.8 ~ 8.4，成人每日分泌的胰液约为 1 ~ 2 升。胰液的主要成分有碳酸氢钠、胰淀粉酶、胰脂肪酶、胰蛋白酶原和糜蛋白酶原等。碳酸氢钠能够中和由胃进入十二指肠的盐酸，并且为小肠内消化酶提供适宜的弱碱性环境。胰蛋白酶原进入小肠以后，在小肠液中的肠激

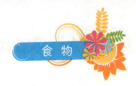

酶的作用下，激活为胰蛋白酶。胰蛋白酶又可以迅速激活其余大量的胰蛋白酶原为胰蛋白酶，也可以激活糜蛋白酶原为糜蛋白酶。胰蛋白酶和糜蛋白酶共同作用于蛋白质，蛋白质就被分解为多肽和少量氨基酸。存在于胰液中的胰淀粉酶和少量的胰麦芽糖酶，又可以分别促使淀粉和麦芽糖分解为葡萄糖。胰脂肪酶在胆汁的协同作用下，促使脂肪分解为脂肪酸和甘油。胰液由于含有消化 3 种主要营养成分的消化酶，因而是所有消化液中最重要的一种。临床和实验都证明，当胰液缺乏时，即使其他消化液的分泌都很正常，食物中的蛋白质和脂肪仍然不能完全消化，因而也影响营养成分的吸收。脂肪吸收的障碍，还可以使脂溶性维生素的吸收受到影响。胰液缺乏时，糖类的消化一般不受影响。

唾液近于中性，pH 为 6.6 ~ 7.1，成人每日分泌的唾液约为 1 ~ 1.5 升，其中约有 99.4% 是水，其余为唾液淀粉酶、溶菌酶和少量的无机物（如含钠、钾、钙的无机盐）等。唾液的主要作用是：湿润口腔和食物，便于吞咽；唾液中含有的唾液淀粉酶能促使一部分淀粉分解为麦芽糖；唾液中含有的溶菌酶，有一定的杀菌作用。

胃液呈酸性，pH 为 0.9 ~ 1.5，成人每日分泌的胃液约为 1.5 ~ 2.5 L。胃液的主要成分有胃蛋白酶、胃酸（即盐酸）和黏液。此外还含有钠盐、钾盐等无机物。胃蛋白酶能促使蛋白质分解为蛋白胨以及少量的多肽。盐酸除能激活胃蛋白酶原以外，还有以下的作用：为胃蛋白酶促使蛋白质分解提供适宜的酸性环境；抑制或杀死胃内的细菌；盐酸进入小肠，能促进胰液、胆汁和

图与文

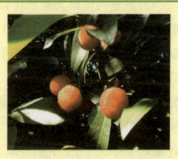

曹操率军行军途中，失去了有水源的道路，士兵们都很渴，于是他传令道："前边有一片梅子林，果实非常多，又酸又甜可以解除我们的口渴。"士兵听后，嘴里都流出了口水，曹操利用这个机会把士兵们带领到前方有水源的地方。后人评说，随鞭一指生梅林，便使万军不干唇。

小肠液的分泌。黏液的作用是它经常覆盖在胃黏膜的表面,形成一层黏液膜,有润滑作用,使食物容易通过,并且能够保护胃黏膜不受食物中的坚硬物质的机械损伤;黏液为中性或偏碱性,能够中和盐酸,减弱胃蛋白酶的活性,从而防止盐酸和胃蛋白酶对胃黏膜的消化作用。

胆汁是由肝细胞分泌的,在胆囊内贮存。当食物进入口腔、胃和小肠时,可以反射性地引起胆囊收缩,胆汁经过总胆管流入十二指肠。成人每日分泌的胆汁约为 0.8 ~ 1.0 升。胆汁中没有消化酶,主要成分是胆盐和胆色素。胆盐的作用是:激活胰脂肪酶;将脂肪乳化成极细小的微粒,可以增加脂肪与胰脂肪酶的接触面积,有利于脂肪的消化和吸收;可以与脂肪酸和脂溶性维生素等结合,形成水溶性复合物,以促进人体对这些物质的吸收。人类的胆色素主要是胆红素。胆红素呈橙色,是红细胞破坏以后的产物。当红细胞大量破坏或肝脏和胆道功能损坏时,胆红素在血液中的浓度升高,使皮肤和黏膜等组织染成黄色,临床上称为黄疸。

小肠液呈弱碱性,pH 约为 7.6,成人每日分泌的小肠液为 1 ~ 3 升。小肠液含有多种消化酶,如淀粉酶、麦芽糖酶、蔗糖酶、乳糖酶、肽酶、脂肪酶等。通过这些酶的作用,进一步分解糖类、蛋白质和脂肪,使之成为可以吸收的物质。

肝脏是人体最大的消化腺,位于膈肌之下,腹腔的上方偏右,成人肝脏重 1.5 千克。肝脏能分泌胆汁,呈碱性,虽然不含消化酶,但可帮助脂肪的乳化,使脂肪变成脂肪微粒。肝细胞分泌的胆汁,均先运到胆囊中暂存,待有食物进入十二指肠,引起胆囊的收缩,把胆汁挤压出来,经总胆管注入十二指肠总胆管的末端与胰管合并而共同开口于十二指肠,该处也有括约肌的控制,平时紧缩,在进食时才会舒张而打开,使胆汁和胰液经此流入小肠。另外,肝脏还能在蛋白质、糖类、脂肪代谢中起到重要作用,并能解毒等等。

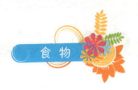

消化管的蠕动

消化管运动的基本形式是蠕动。在整体内，消化管的运动受神经（包括各种神经末梢释放的递质）和激素的调节。

消化管平滑肌是一种兴奋性较低，收缩缓慢的肌肉。它经常处于轻度收缩状态，叫做紧张性收缩。紧张性收缩使消化管管腔内经常保持一定的压力，并使消化管维持一定的形态和位置。消化管肌肉的各种收缩运动，也都是在紧张性收缩的基础上发生的。此外，消化管平滑肌还有较大的伸展性，最长时可比原来的长度增加 2 ~ 3 倍，是消化管容纳大量食物的一种适应。消化管的主要运动形式是蠕动。蠕动通常是在食物的刺激下，通过神经系统，反射性地引起一种推进性的波形运动。蠕动波发生时，在食团的上方产生收缩波，食团的下方产生舒张波，使收缩波和舒张波顺序推进，遂使食物在消化管中下移。胃的一个蠕动波通常可将 1 ~ 3 毫升的食糜推送入十二指肠。蠕动还可研磨食物，使食物与消化液充分混合，从而有利于酶解。

小肠还有一种重要的分节运动。这是一种以环行肌为主的节律性收缩和舒张的运动。在含有食糜的一段肠管内，环行肌在许多点同时收缩，把食糜分割成许多节段，随后，原来收缩的部位舒张，舒张的部位收缩，如此反复进行，使食糜不断地分开，又不断地混合。分节运动的推进作用很小，其意义主要使食物与消化液充分混合，便于化学性消化，是一种混匀性运动。分节运动还使食糜与肠壁紧密接触，有利于吸收。

消化腺按其分布的位置可分为大、小两种类型。小型消化腺局限于消化管的管壁内，如唇腺、舌腺、食管腺、胃腺和肠腺等。这些小型消化腺根据其形态的不同，又可分为单管状腺、分支管状腺、复泡管状腺、复管泡状腺等。大型消化腺位于消化管壁之外，它包括唾液腺（腮腺、舌下腺、颌下腺）、胰腺和肝脏。大型消化腺外面一般均包以结缔组织被膜。结缔组织深入腺体实质，将腺体分隔为若干叶和小叶。腺体由分泌部和排出部组成。分泌部也叫腺泡，分泌消化酶和黏液等物质；排出部是指各级分支的导管，它们将分泌物排出到消化管腔内，导管的上皮细胞也具有分泌水和电解质的功能。

消化腺分泌物的量和成分与刺激的性质和强度有关。例如饲狗以肉粉，可引起大量黏稠的唾液分泌；而给予有害物质如酸时，则引起大量稀薄的唾液分泌。长期吃大量糖类食物，则人唾液中的淀粉酶浓度升高。幼年反刍动物以母奶为主要食物，故胃液中含有强烈凝乳作用的凝乳酶等。这些现象都反映消化腺的分泌能对刺激产生适应性变化。

消化腺的分泌活动包括，细胞从细胞外液摄取原料，然后在细胞内合成与浓缩，形成分泌颗粒在细胞内贮存，以及最后向细胞外释放等一系列过程。它是腺细胞主动活动的结果。需要消耗能量、氧和营养物质。引起消化腺分泌的自然刺激物是食物，食物可以通过神经和体液途径刺激或抑制腺体分泌。不同的神经和不同的传入冲动可引起不同腺细胞发生不同程度的活动。人在一昼夜所分泌的消化液的总量约 6 ~ 8 升。

消化管的不同部分吸收的能力和吸收速度是不同的，这主要取决该部分消化管的组织结构以及食物在该部分的成分和停留的时间。口腔和食管不吸收食物。胃只吸收酒精和少量水分。大肠主要吸收水分和盐类，实际上小肠内容物进入大肠时可吸收的物质含量不多。

小肠是吸收营养的主要部位。人的小肠黏膜的面积约 10 平方米，食物在小肠内被充分消化，达到能被吸收的状态；食物在小肠内停留的时间较长，这些都是小肠吸收的有利条件。小肠不仅吸收被消化的食物，而且吸收分泌入消化管腔内的各种消化液所含的水分、无机盐和某些有机成分。因此，人每天由小肠吸收的液体量可达 7 ~ 8 升之多。如果这样大量的液体不能被重吸收，必将严重影响营养的吸收。吸收的机制包括简单扩散、易化扩散等被动过程，以及通过细胞膜上载体转运的主动吸收过程。

营养素通过肠上皮细胞进入体内的途径有两条：一是进入肠壁的毛细

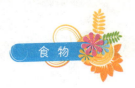

血管，直接入血液循环，如葡萄糖、氨基酸、甘油和甘油一酯、电解质和水溶性维生素等，主要是通过这条途径吸收的；另一条途径是进入肠壁的毛细淋巴管，经淋巴系统再进入血液循环，如大部分脂肪酸和脂溶性维生素是循这条途径间接进入血液的。

消化系统的血液循环

消化系统各器官的血液供应主要来自腹主动脉的分支：腹腔动脉，肠系膜上、下动脉。腹腔动脉供给食管下段、胃、十二指肠、胰腺、胆囊、脾脏及大、小网膜的营养。腹腔动脉的分支与食管动脉及肠系膜上动脉的分支相吻合。肠系膜上动脉营养胰腺、十二指肠、空肠、回肠、盲肠、阑尾、升结肠、横结肠、小肠系膜及横结肠系膜。肠系膜上动脉在十二指肠与腹腔动脉相吻合；在结肠左曲与肠系膜下动脉相吻合。肠系膜下动脉营养结肠、乙状结肠及直肠的上 2/3 部分，它与肠系膜上动脉及腹腔动脉形成吻合支。

消化器官的血流量受机体全身血液循环功能状态、血压和血量的影响；并与机体在不同的活动状态下血液在各器官间重新分配有关。进食活动通过神经和体液机制，不仅增加消化管运动和消化腺分泌，同时，流经消化器官的血量也相应地增多。一般认为，流经消化器官的血量对于消化管和消化腺的功能，具有允许作用和保证作用。如果血管强烈

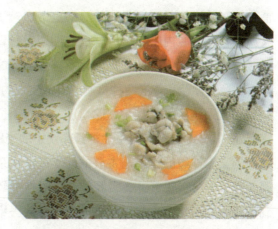

高维生素、低盐的食物容易消化

收缩,血流量减少,消化液分泌随之大为减少,消化管运动也随之大为减弱。

　　胃贲门至直肠上部之间的消化管静脉血汇流入肠系膜上静脉。胰腺、肠、脾的静脉血则汇流入脾静脉和肠系膜下静脉,它们不直接到下腔静脉。肠系膜上、下静脉汇合成门静脉进入肝脏。门静脉在肝内分支,形成小叶间静脉,小叶间静脉多次分支,最后分出短小的终末支,进入肝血窦。在肝血窦内,血液与肝细胞进行充分的物质交换后,汇入中央静脉,中央静脉又汇合成小叶下静脉,进而汇合成 2 ~ 3 支肝静脉,肝静脉出肝后注入下腔静脉。门静脉是肝的功能血管,它汇集了来自消化管的静脉血,其血液内含有从胃肠道吸收的丰富的营养物,输入肝内,借肝细胞加工和贮存。门静脉血中的有毒物质在经过肝脏处理后,变成比较无毒的或溶解度较大的物质,随胆汁和尿液排出体外。由门静脉供应肝的血量约占供应肝的总血量的 3/4。

消化是多器官协作的过程

　　在消化过程中,消化系统各部分的活动是紧密联系、相互协调的。如消化管运动增强时,消化液的分泌也增加,使消化和吸收得以正常进行。又如食物在口腔内咀嚼时,就反射性地引起胃、小肠运动和分泌的加强,为接纳和消化食物作准备。消化系统各部分的协调,是在中枢神经系统控制下,通过神经和体液两种机制的调节实现的。

　　消化系统全部结构中,除口腔、食管上段和肛门外括约肌受躯体神经支配外,其他部分都受自主性神经系统中的交感和副交感神经的双重支配,其中副交感神经的作用是主要的。支配消化系统的交感神经起源于脊髓的第 3 胸节至第 3 腰节,在腹腔神经节更换神经元后,节后纤维随血管分布到消化腺和消化管。节后纤维的末梢释放去甲肾上腺素,这一神经递质作用于靶细胞上的肾上腺素能 α 或 β 受体而发挥其效应。

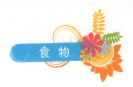

支配消化系统的副交感神经主要发自延髓的迷走神经，只有远端结肠的副交感神经是来自脊髓骶段的盆神经。副交感神经的节前纤维进入消化管壁后，首先与位于管壁内的神经细胞发生突触联系，然后发生节后纤维支配消化管的肌肉和黏膜内的腺体。节后纤维末梢释放乙酰胆碱，这一神经递质作用于靶细胞上的毒蕈碱受体而发挥其效应。交感神经和副交感神经对消化系统的作用是对立统一的。副交感神经兴奋时，使胃肠运动增强，腺体分泌增加；而交感神经的作用则相反，它兴奋时，使胃肠运动减弱，腺体分泌减少。支配消化系统的自主性神经，除交感和副交感神经外，还存在着第三种成分。有人认为是嘌呤能神经，其节后末梢释放嘌呤类如三磷腺苷；但更多的人则认为是肽能神经，其末梢释放的神经递质是肽类物质，如血管活性肠肽、P物质、脑啡肽、生长抑素、蛙皮样肽、八肽胆囊收缩素、胃泌素、神经降压素等。肽能神经在消化系统的活动中可能主要起抑制性作用。此外，从食管中段起到肛门为止的绝大部分的消化管壁内，还含有内在的神经结构，叫做壁内神经丛，食物对消化管腔的机械或化学刺激，可通过壁内神经丛引起局部的消化管运动和消化腺分泌。壁内神经丛包括黏膜下层的黏膜下神经丛和位于纵行肌层和环行肌层之间的肌间神经丛。

消化系统的活动还受到由其本身所产生的内分泌物质——胃肠激素的调节。从胃贲门到直肠的消化黏膜中，分散地存在着多种内分泌细胞。消化管内的食物成分、消化液的化学成分、神经末梢所释放的化学递质以及内分泌细胞周围组织液中的其他激素，都可以刺激或抑制这些内分泌细胞的活动。不同的内分泌细胞释放不同的肽。这些肽类进入血液，通过血液循环再作用于消化系统的特定部位的靶细胞，调节它们的活动。例如，在食物中蛋白质分解产物的作用下，存在于胃幽门部黏膜中的内分泌细胞，可释放出一种由 17 个氨基酸残基组成的肽，叫做胃泌素。胃泌素通过血液循环，作用于胃底和胃体部的胃腺和胃壁肌肉，引起胃液分泌增加和胃运动增强。对胃肠分泌活动来说，激素调节似较神经调节具有更重要的意义。但两者的相互作用也不容忽视。例如，神经和激素同时作用于同一个靶细胞时有相互加强作用。又如，刺激迷走神经，特别是刺激迷走神经的背干，引起胃泌素分泌明显增加；切断内脏神经，可使此反应加强，说明内脏神经具有抑制胃泌素分泌的作用。

食物用多长时间消化

　　常有人抱怨刚吃完就饿了；又有人感觉吃完饭，肚子老是胀胀的，不消化。这是因为不同食物需要的消化时间不同。比如西瓜所用的消化时间最短，而肉食则需用较长的时间来消化。掌握不同食物所用的不同消化时间，可以帮自己合理地安排膳食，让肠胃轻松。

　　水果一般的消化时间是 30 分钟到 1 小时。瓜类水果所需要的消化时间最短，而香蕉所耗费的时间最长。两餐中觉得饿，想吃个水果抵挡一阵，香蕉就是很好的选择。西瓜由于消化时间短，会迅速提供能量，升高血糖，所以尤其不适合糖尿病人。

　　蔬菜一般的消化时间是 45 分钟到 2 小时。瓜类蔬菜（如冬瓜）所耗时间最短，其次为茄果类蔬菜（如番茄、茄子），之后是叶类蔬菜（如菠菜、小白菜）和十字花科类蔬菜（如西兰花），消化时间最长的是根茎类蔬菜（如红薯、芋头）。因此，根茎类蔬菜是可以拿来当主食的。消化不太好的人，要少吃西兰花等十字花科的蔬菜，如果要吃，也一定要煮得软烂一些。

　　谷物一般的消化时间

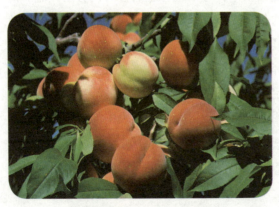

瓜果 所用的消化时间最短

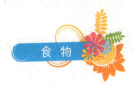

是 1.5 小时到 3 小时。流质或半流质的谷物食品（如粥）消化时间较短，经过发酵且没有添加油脂的食物（如馒头、不含油脂的面包），也比较容易消化。它们在体内的消化率最高，可达到 98%。因此，对于胃肠较弱的人，粥、馒头等是不错的选择。但如果在其中加入了油脂，变成炸馒头片、炒饭等，就不好消化了。

蛋白质类一般的消化时间是 1.5 小时到 4 小时。牛奶、豆浆等流质蛋白质食品比较容易消化，而要将牛肉、鸡肉等蛋白质丰富的肉类完全消化，则需要 4 小时或更长时间。

脂肪类一般的消化时间是 2 小时到 4 小时。脂肪的消化率与其低级脂肪酸及不饱和脂肪酸的含量有关，这些脂肪酸含量越高，越易消化。因此植物油比动物油更易消化。脂肪与谷物或蛋白类食物共同摄入会延长后者的消化时间。所以吃油多的主食和菜肴，会给肠胃造成极大负担。

为保持营养均衡，每天要保证一定量的蛋白质、维生素、纤维素等营养素。在选择食物上，叶菜类、根茎类蔬菜、西红柿、苹果、柑橘等水果以及豆类都是高纤低热量的食物，全麦面食、稀饭等热量也较低。而鱼肉、蛋奶、大豆等高蛋白质食物可以抑制食欲。

喝水不但可以帮助新陈代谢，而且还可以减少饥饿感。另外，缺乏维生素与矿物质也无法帮助体内正常代谢，尤其 B 族维生素是肠胃运动的好帮手。

常见的耐饿食物有：面条、黑米粥、大麦粥、玉米面粥、玉米糁粥、粉条、豆腐；除西瓜、菠萝外大部分水果等；精加工面粉做成的馒头、面包等主食都是血糖指数较高的食物，但是馒头和含纤维素较多的芹菜或牛肉一起吃可大大降低这种混合膳食的血糖指数。

 饭后吃水果好不好

消化系统的活动在机体内与循环、呼吸、代谢等有着密切的联系。在消化期内，循环系统的活动相应加强，流经消化器官的血量也增多，从而有利于营养物质的消化和吸收。相反，循环系统功能障碍，特别是门静脉循环障碍，将会严重影响消化和吸收功能的正常进行。消化活动与其紧接着的下一过程——中间代谢也有紧密的联系。进食动作可反射地兴奋迷走神经——胰岛素系统，促使胰岛素的早期释放；在消化过程中，由食物和消化产物刺激所释放的某些胃肠激素，也能引起胰岛素分泌。胰岛素是促进体内能源贮存的重要激素，胰岛素的早期释放有利于及时地促进营养物质的中间代谢，有利于有效地贮存能源，这些对机体的生命活动是有益的。精神焦虑、紧张或自主神经系统功能紊乱，都会引起消化管运动和消化腺分泌的失调，进而产生胃肠组织的损伤。

人们习惯于在饭后吃水果，以为这样可以帮助食物中的蛋白质、脂肪、糖类等营养物质的消化吸收。然而，一些营养学家认为，饭后吃水果，日久会导致消化功能紊乱。因为食物进入胃内需经过 1～2 小时消化后才能慢慢被吸收，而水果极易被吸收，不需在胃中久留，它是单糖类食物，如在胃中停留时间过长，易引起腹胀、腹泻或便秘等症。营养学家认为，吃水果的正确时间是饭前 1 个小时和饭后 2 个小时左右（除了柿子等不宜在饭前吃的水果除外）。饭前吃水果，有很多好处。首先，水果中许多成分均是水溶性的，饭前吃有利于身体必需营养素的吸收。其次，水果是低热量食物，其平均热量仅为同等重量面食的 1/4，同等猪肉等肉食的约 1/10。先吃低热量食物，比较容易把握一顿饭里总的热量摄入。第三，许多水果本身容易被氧化、腐败，先吃水果可缩短它在胃中的停留时间，降低其氧化、腐败程度，减少可能对身体造成的不利影响。另外也要注意，不要在晚上临睡觉前吃水果，不然充盈的胃肠会使你的睡眠受到影响。千万别以为吃水果是件小事，消除了这些误区，才能培养出真正对健康有益的生活习惯。

同样是吃水果，选择上午吃水果，对人体最具功效，更能发挥营养价值，产生有利人体健康的物质。这是因为，人体经一夜的睡眠之后，肠胃的功能尚在激活中，消化功能不强，却又需补充足够的各式营养素，此时吃易于消化吸收的水果，可以应付上午工作或学习活动的营养所需。

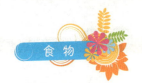

在英国有这么一种说法，即"上午的水果是金，中午到下午3点是银，3点到6点是铜，6点之后的则是铅"。上午吃水果，可帮助消化吸收，有利通便，而且水果的酸甜滋味，可让人感觉神清气爽，有助

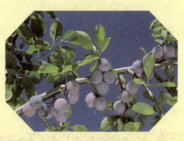

■图与文

水果含有人体必需的多种维生素、矿物质、碳水化合物、粗纤维、蛋白质及脂肪等营养素。吃水果不但可口，并能促进身体健康，进而达到防治疾病，养颜美容的效果，是最受现代人欢迎的天然健康食品。但吃水果的时间要正确，新鲜水果的最佳食用时段是上午。

一日的好心情。反之，入睡前吃水果，不利于消化，尤其是纤维含量高的水果，对肠胃功能差的人来说，更是有损健康，凉性的瓜类在入睡前更应节制食用。还需要注意的是：在你空腹的时候，不能吃这些水果。

西红柿：含有大量的果胶、柿胶酚、可溶性收敛剂等成分，容易与胃酸发生化学作用，凝结成不易溶解的块状物。这些硬块可将胃的出口——幽门堵塞，使胃里的压力升高，造成胃扩张而使人感到胃胀痛。

柿子：含有柿胶酚、果胶、鞣酸和鞣红素等物质，具有很强的收敛作用。在胃空时遇到较强的胃酸，容易和胃酸结合凝成难以溶解的硬块。小硬块可以随粪便排泄，若结成大的硬块，就易引起"胃柿结石症"，中医称为"柿石症"。

香蕉：含有大量的镁元素，若空腹大量吃香蕉，会使血液中含镁量骤然升高，造成人体血液内镁与钙的比例失调，对心血管产生抑制作用，不利健康。

杏仁中的苦杏仁苷，水解

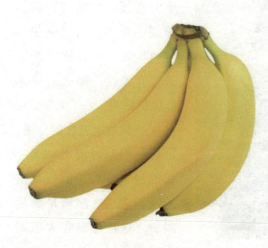

香　蕉

113

后会生成毒性很强的氢氰酸或苯甲醛，如果吃法不当，会引起急性中毒。菠萝中的菠萝朊酶易引起过敏反应。过量食用栗子会导致血糖下降、头晕。有溃疡病和胃酸过多的人，不宜吃杨梅、李子等酸度大的水果。所以，食用水果，一定要根据自己的体质进行选择，并且而适量。

养胃就是保健康

我国约有 1.5 亿的人患有胃肠系统的各种疾病，如：慢性胃炎、胃溃疡、十二指肠溃疡、慢性肠炎等。出现这些疾病的一个很重要的原因是：各种不良的饮食习惯、抗生素的使用等，导致了人体肠内的菌群失调。有益菌越来越少，有害菌越来越多，大量的毒素在体内蓄积，从而产生了各种疾病。

胃肠健康决定人体的健康。因为蛋白质、维生素、纤维素、矿物质等人体必需的营养素都要通过消化系统消化、吸收得以利用。所以说保护肠胃十分必要。中医理论讲，养颜先养胃，胃经通畅，气血则旺，面容则红润通透、有弹性。那么怎样才能保护胃呢？

减少每次进食的分量。尽管我们都习惯于一天三餐的进食方式，但是真正的养胃之道，应该是少量多餐，这样可避免大家刻意在三餐时，挤下过多的

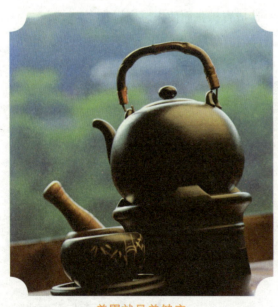
养胃就是养健康

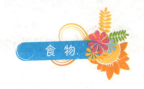

食物，导致肠胃来不及消化的情形发生。

　　不在进食后立即睡觉。吃完饭后就立即入睡，不但是导致肥胖的主因之一，也相当容易发生消化不良的症状，所以刚吃完东西时，如果难以抵抗睡意的邀约，建议你不妨还是忍忍、撑撑。若真的受不了时，记得要将枕头垫高些，以减轻消化系统的负荷。

　　吃清淡的饮食。所谓清淡的饮食，倒不是完全不吃含油脂的东西，而是必须平均摄取各种食物的营养，让肠胃消化运转时，能不需一次承受过多的压力。油腻食物如肥肉、奶油、油煎食物会延缓胃的排空，易增加胀满感。烈酒、辣椒、洋葱、咖喱、胡椒粉、芥末粉、浓咖啡等对胃黏膜有刺激作用，不宜食用。同时避免吃过硬、过酸、过辣、过咸、过冷、过热及过分粗糙的食物。如凉拌荤素菜、酸辣白菜、糖醋藕片等，主食可采用细面条、面片、馒头、花卷、发糕、包子、馄饨、面包、大米饭等。切忌吃不发酵的面食，如家常烙饼、馅饼、水饺等。还有难消化的食品，如玉米饼、糯米饭、年糕等，这些食品在胃内停留时间长，会加重胃肠负担。

　　食物的制作要细、碎、软、烂。烹调方法中多采用蒸、煮、炖、烩、煨等，以保护胃黏膜。多食含纤维素的蔬菜和水果，如嫩黄瓜、西红柿（去皮籽）、去皮嫩茄子、冬瓜、嫩白菜、菠菜叶、土豆、胡萝卜等，烹制时应切细丝、小丁、薄片、煮熟，有的制成泥，如土豆泥等，以易于消化；水果要成熟的，食时要去皮子，如香蕉、苹果、梨等，并应养成细嚼慢咽的习惯。

　　小心药物的不良反应。许多药物都有引发消化不良的不良反应，如：阿司匹林、抗生素、维生素C、避孕药等。因此，在服用药物时，除了必须遵循医生的指示外，也要注意服用过量的问题。

　　防止贫血或营养不良。萎缩性胃炎患者，常伴有缺铁性贫血，饮食中热能和各种营养素要充足、均衡。对出现贫血或营养不良者，在饮食中增加富含蛋白质和血红素铁的食物，如瘦肉、鱼、鸡、肝、腰等内脏，并注意维生素C和B族维生素的补充，包括维生素B_{12}和叶酸，适量增加新鲜

■图与文

科学家研究发现，大量喝啤酒可以引起慢性胃炎，已患慢性胃炎又可加重或促使病情反复。胃黏膜可合成一种叫前列腺素 E 的物质，前列腺素 E 能抑制胃酸分泌，保护胃黏膜。而缺乏前列腺素 E，可引起胃黏膜损害。饮啤酒，可抑制或减少胃黏膜合成前列腺素 E。慢性胃炎病人大量饮用啤酒后，病人比较普遍地感到上腹胀满，烧灼感加重，嗳气频繁，食欲减退，就是胃黏膜受损的表现。

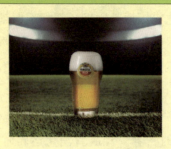

蔬菜和水果，如西红柿、茄子、红枣、绿叶菜，以提供维生素 C，帮助铁的吸收。

调适胃酸分泌。胃炎患者宜食肉纤维短而柔软的肉类，如鱼、虾、鸡肉、嫩牛肉、瘦猪肉等。萎缩性胃炎患者胃酸分泌少，应给予上述鱼汤、鸡汤、肉汤及蘑菇汤等富含氮浸出物的原汁浓汤，米粥，带酸味的食品，带香味的调味品及适量的糖醋食物。

伴有高酸慢性浅表性胃炎患者，则与之相反，应避免食用富含氮浸出物的原汁浓汤，而采用煮过的鱼、虾、鸡肉、瘦肉类等来烹调菜肴，如蒸鱼块、烩鱼片、熘鸡脯丸子、肉末蛋羹等，以减少胃受刺激的胃酸分泌；多饮用牛奶、豆浆、烤面包以及新鲜蔬菜、水果等以中和胃酸。

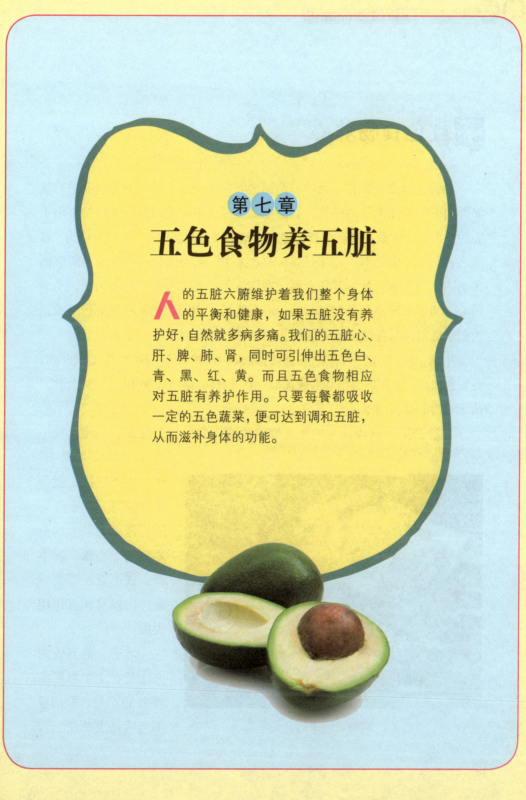

第七章
五色食物养五脏

人的五脏六腑维护着我们整个身体的平衡和健康，如果五脏没有养护好，自然就多病多痛。我们的五脏心、肝、脾、肺、肾，同时可引伸出五色白、青、黑、红、黄。而且五色食物相应对五脏有养护作用。只要每餐都吸收一定的五色蔬菜，便可达到调和五脏，从而滋补身体的功能。

红色食物养心

　　心为五脏之一，位于胸中，两肺之间，膈膜之上，外有心包卫护。其形圆而下尖，如未开的莲花。心的主要生理功能是主血脉，主藏神。由于心的主血脉和主藏神功能起着主宰人体整个生命活动的作用，故称心为"君主之官"、"生之本"、"五脏六腑之大主"。心的生理特性是为阳脏而主通明。心在体合脉，其华在面，在窍为舌，在志为喜，在液为汗。手少阴心经与手太阳小肠经相互属络于心与小肠，相为表里。心在五行属火，为阳中之阳，与自然界夏气相通应。

　　中医上讲，心是一个阳气非常旺盛的脏器，相当于一国之君。心气旺盛，则面色血润。反之则会出现心胸面痛、心气衰弱等症状。所以，一些"伤心"的坏习惯需要特别重视。

　　在这个信息时代，人们每天要接收到许多信息，这很容易使人乱了心神。如果"心君主"变得心浮气躁，就会影响其他"部门"的协调。人最大的劳累莫过于心累。看不开，放不下，都会导致体内器官调节作用失衡。

　　养心，最有效的方法是在中午静卧或静坐30分钟，但切忌午饭后马上睡觉。苦

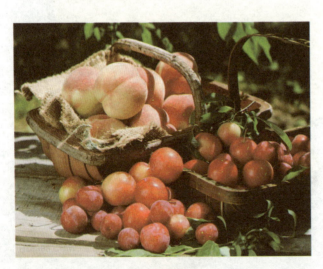

红色食物养心

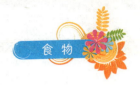

入心，夏天吃苦味的食物，不仅清心火，还可以养心。做一些有氧运动，多接触阳光，也对心有好处。

红色食物包括胡萝卜、红辣椒、番茄、西瓜、山楂、红枣、草莓、红薯、红苹果等。按照中医五行学说，红色为火，为阳，故红色食物进入人体后可入心、入血，大多具有益气补血和促进血液、淋巴液生成的作用。

研究表明，红色食物一般具有极强的抗氧化性，它们富含番茄红素、单宁酸等，可以保护细胞，具有抗炎作用。有些朋友易受感冒病毒的"欺负"，多食红色食物会助你一臂之力，如胡萝卜所含的胡萝卜素，可以在体内转化为维生素 A，保护人体上皮组织，增强人体抗御感冒的能力。此外，红色食物还能为人体提供丰富的优质蛋白质和许多无机盐、维生素以及微量元素，能大大增强人的心脏和气血功能。因此，经常食用一些红色果蔬，对增强心脑血管活力、提高淋巴免疫功能颇有益处。

黄色食物养脾

脾位于腹腔的左上方，呈扁椭圆形，暗红色、质软而脆，当局部受暴力打击易破裂出血。脾分为内、外两面，上、下两缘，前、后两端。内面凹陷与胃底、左肾、左肾上腺，胰尾和结肠左曲为邻，称为脏面。脏面近中央处有一条沟，是神经、血管出入之处，称脾门。脾是人体的"血库"，当人体休息、安静时，它贮存血液，当处于运动、失血、缺氧等应激状态时，它又将血液排送到血循环中，以增加血容量。同时，脾脏犹如一台"过滤器"，当血液中出现病菌、抗原、异物、原虫时，脾脏中的巨噬细胞、淋巴细胞就会发起攻击，将其吃掉。

脾胃是健康的根。中医上讲的脾，实际包括脾脏和胰脏两个脏器，并经常将脾胃当作一个整体。食物要靠脾的运化才能化为精微，从而化生为精、气等滋养五脏六腑。伤脾的坏习惯主要和饮食有关。比如吃得太生、

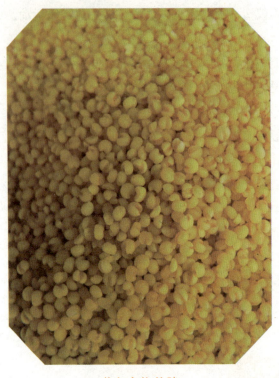

黄色食物养脾

太冷、太撑。生冷的食物会带着寒气进入身体，容易伤及脾胃。而饥一顿，饱一顿也对它伤害很大。中医认为"思伤脾"，如果思虑过多，就会损伤脾气，从而影响食物的消化和吸收。当然还有药最伤脾胃。很多西药都会刺激肠胃，比如硫酸亚铁、胍乙啶、阿司匹林等。一些苦寒类的中药，如板蓝根等，虚寒体质、经常拉肚子的人也不宜久服。

中医认为甘入脾，吃甘甜食物可补养气血、调和脾胃，应适当吃点甘味的食物，比如山药、红薯等。早晨7～9时，喝点小米粥，对于脾胃虚弱的人也有好处。

五行中黄色为土，因此，黄色食物摄入后，其营养物质主要集中在中医所说的中土（脾胃）区域。以黄色为基础的食物如南瓜、玉米、花生、大豆、土豆、杏等，可提供优质蛋白、脂肪、维生素和微量元素等，常食对脾胃大有裨益。此外，在黄色食物中，维生素 A、维生素 D 的含量均比较丰富。维生素 A 能保护肠道、呼吸道黏膜，可以减少胃炎、胃溃疡等疾患发生；维生素 D 有促进钙、磷元素吸收的作用，进而能壮骨强筋。

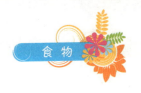

绿色食物养肝

　　肝脏是人体中最大的腺体，也是最大的实质性脏器。我国成年人的肝脏的重量，男性为1 230～1 450g，女性为1 100～1 300g，约占体重的1/40～1/50。肝脏在代谢、胆汁生成、解毒、凝血、免疫及水电解质调节中都起着非常重要的作用。肝脏有病时可反映在全身许多方面，例如：消化功能障碍，致食欲减退、厌油、恶心、呕吐等。胆色素代谢异常，可致黄疸。糖代谢障碍，可致血脂含量改变；脂肪代谢障碍可形成脂肪肝。维生素类代谢障碍，可致皮肤粗糙、夜盲、唇舌炎症、浮肿、皮肤出血、骨质疏松等。凝血因子合成障碍，可致牙龈出血、鼻出血等。

　　中医认为，肝与胆相为表里，开窍于目，肝主藏血，肝主疏泄，有贮藏和调节血液的功能。肝又为将军之官，主谋虑。"肝木生发，犹如树木。"其特性就是主疏泄，喜条达，恶抑郁。只有当肝不受约束时，身体才能达到一种轻松、疏泄的状态，犹如一棵枝叶舒展的树。但以下几个坏习惯往往会给肝"添堵"。其一是过量喝酒。少量饮酒能够活血，但如果过度，很容易乱肝性。其二是心情郁闷。压抑、生气、小心眼等情况都会令肝脏不能舒展。肝气郁结会引出一系列的疾病，比如胃疼、头疼、高血压等。其三是用眼过度。肝脏贮藏着丰富的血液，其主要作用是保持眼睛的明亮。长期看电视、对着电脑，很容易用眼过度，从而导致肝血不足。所以中医强调，疏肝

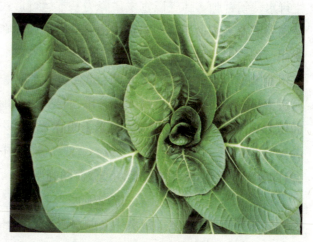

绿色食物养肝

最重要的是保持心情的愉悦，千万不能做情绪的奴隶；生气不要超过3分钟，气头上不盲目做决定。

近年来，绿色食物始终扮演着生命健康"清道夫"和"守护神"的角色，因而备受人们青睐。中医认为，绿色（含青色和蓝色）入肝，多食绿色食品具有舒肝强肝的功能，是良好的人体"排毒剂"。另外，五行中青绿克黄，所以绿色食物还能起到调节脾胃消化吸收功能的作用。绿色蔬菜中含有丰富的叶酸成分，而叶酸已被证实是人体新陈代谢过程中最为重要的维生素之一，可有效地消除血液中过多的同型半胱氨酸，从而保护心脏的健康。绿色食物还是钙元素的最佳来源，对于一些正处在生长发育期或患有骨质疏松症的朋友，常食绿色蔬菜无疑是补钙佳品。

白色食物养肺

肺位于胸腔，左右各一，覆盖于心之上。肺有分叶，左二右三，共5叶。肺经与喉、鼻相连，故称喉为肺之门户，鼻为肺之外窍。肺主气司呼吸，主行水，朝百脉。肺气以宣发肃降为基本运行形式。肺在五脏六腑中位置最高，覆盖诸脏，故有"华盖"之称。肺气调和则气机通畅，五脏才能正常活动。

肺上通鼻窍，外合皮毛，与自然界息息相通，易受外邪侵袭。中医和西医都认为，烟草有强烈的刺激作用，长期吸烟对肺的伤害极大。肺对环境的要求很高，在空气不好的地方或在尾气密集、烟味弥漫的环境内待的太久，肺就会受伤害。早在《内经》中就有"悲伤肺"的记载，指人过分的忧伤、悲哀就会严重损伤人体肺脏的功能。

所以养生专家建议，早上起床后可以找一处空气清新的地方做做深呼吸，对肺是非常有好处的。饮食上多吃一些富含维生素的蔬菜和水果，在秋天，可以多吃一些滋阴的银耳和清热的秋梨。中医更有"常笑宣肺"一说，

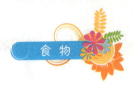

笑让人心情欢乐，对肺也颇有益处。

白色食物在五行中属金，入肺，偏重于益气行气。据科学分析，大多数白色食物，如牛奶、大米、面粉和鸡鱼类等，蛋白质成分都比较丰富，经常食用既能消除身体的疲劳，又可促进身体的健康。此外，白色食物还是属于一种安全性相对较高的营养食物。因为它的脂肪含量要较红

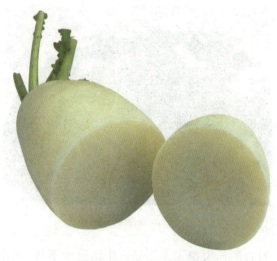

白色食物养肺

色食物肉类低得多，十分符合科学的饮食方式。特别是高血压、心脏病、高血脂、脂肪肝等患者，食用白色食物会更好。

黑色食物养肾

肾位于腰部，脊柱两旁，左右各一，故《素问·脉要经微论》说："腰者，肾之府"。由于肾藏有"先天之精"，为脏腑阴阳之本，生命之源，故称肾为"先天之本"。肾在五行属水。由于足少阴肾经与足太阳膀胱经相互络属于肾与膀胱，故肾与膀胱相为表里。

肾脏是一个过滤系统，每个肾脏由100万个小单位组成，称为肾单位。它们的主要功能是清除血液中的废物和多余的液体，肾还调节身体的水分和血液中其他的化学物质，如钠、钾、磷和钙，并向血液中释放激素以调节血压、生成红细胞、构建强壮的骨骼。肾贮藏精气，为人体生殖、造血、

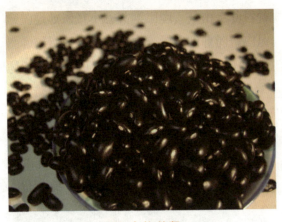

黑色食物养肾

生长发育、防卫病邪的基础物质；促进头发生长；肾气通耳，还控制听力。

肾精决定着机体的生长发育和生殖，所以，护肾一定要摒弃以下坏习惯。一是吃得咸。中医讲咸味入肾，元气虚的时候，口味就会变重。二是不喝水。很多人不爱喝水，这其实对肾的伤害很大。三是夜生活过于丰富。熬夜、通宵唱歌等活动实际上很伤肾。引起肾阴被伤，导致虚火上炎。长时间处于兴奋状态，事后会出现精神不振等现象。坚持用热水泡脚，按摩脚心，有强肾滋阴之功效。饮食上，多吃些坚果；泡茶时放一些枸杞，都有助于补肾。

黑色食物是指颜色呈黑色或紫色、深褐色的各种天然动植物。五行中黑色主水，入肾，因此，常食黑色食物可补肾。研究发现，黑米、黑芝麻、黑豆、黑木耳、海带、紫菜等的营养保健和药用价值都很高，它们可明显减少动脉硬化、冠心病、脑中风等疾病的发生率，对流感、气管炎、咳嗽、慢性肝炎、肾病、贫血、脱发、早白头等均有很好的疗效。

五种"面色"的调理

观面色来配餐，指的是不同的健康状况反映出来的不同面色。对于不同的面色，应选择不同的养生食物进行调理，以下分别对面色苍白型、面容黑暗型、面容粗糙型、面色虚胖型、面容多皱型5种面色给出了不同的食物调理方案。

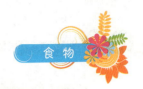

第一种面色苍白型：主要原因是气血不足。食疗方案：蜜汁花生枣。具体做法：红枣 100g，花生米 100g，温水泡后放锅中加水适量，小火煮到熟软，再加蜂蜜 20g，至汁液黏稠停火，也可用高压锅煮 30 分钟左右，蜂蜜可待花生米、红枣熟后入

图与文

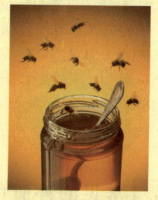

蜂蜜的主要成分是果糖和葡萄糖，两者含量合计约占 70% ~ 80%；尚含少量蔗糖、麦芽糖、维生素 A、维生素 B_1、维生素 B_2、镁、钙、钾、钠、硫、磷以及微量元素铁、铜、锰、镍等；有机酸中含有柠檬酸、苹果酸、琥珀酸、乙酸、甲酸等。

蜂蜜是一种营养丰富的食品，蜂蜜中的果糖和葡萄糖容易被人体吸收。常服蜂蜜对于心脏病、高血压、肺病、眼病、肝脏病、痢疾、便秘等都有良好的辅助医疗作用。外用还可以治疗烫伤、滋润皮肤和防治冻伤。

锅。其功效：红枣补气，花生衣补血，花生米滋润，蜂蜜补气，综合功效使面色红润。

第二种面容黑暗型：主要原因是肾气不足，阴液亏损。食疗方案：栗子炖白菜。具体做法：生栗子 200g，去壳，切成两半，用鸭汤适量喂至熟透，再放入白菜条 200g，盐、味精各少许，白菜熟后勾芡。其功效：鸭滋阴补虚，栗子健脾补肾，白菜补阴润燥，综合功效使面色白皙明亮。

第三种面容粗糙型：主要原因是阴血不足，见于燥火型体质。食疗方案：笋烧海参。具体做法：水发海参 200g 切长条，与鲜笋或水发笋 100g 切片同入锅，加瘦肉一起炖熟，加入盐、味精、酒，勾芡后食用。其功效：海参滋阴养血，竹笋清内热。综合功效使皮肤细腻光润。

第四种面色虚胖型：主要原因是肾阳虚，肾阳不足，水湿上泛于头面部。食疗方案：海米炒油菜。具体做法：油菜 200g，洗净切长段，用油炒。再放入温水发透的海米 50g，加适量鸡汤炒熟，加盐、味精、勾芡即可食用。其功效：油菜利尿除湿，海米补肾阳，鸡汤补虚益气。综合功

效使面部浮肿消退。

第五种面容多皱型：主要原因是脾胃两虚。食疗方案：什锦山药泥。具体做法：鲜山药或马铃薯500g煮熟，去皮，压泥，再挤压成团饼状，上置核桃仁、红枣、山楂、青梅等果粒，上蒸锅煮约10分钟，后浇上蜂蜜。其功效：山药补脾益肾，核桃仁补肺益肾，润燥健脑，红枣补气养血。综合功效使皮肤皱纹舒展，光滑润泽。

常见的补血食物

不少植物性食物，不但含有铁质，β 胡萝卜素和其他养分，而且多半易于消化，很适合作为补血的食材。只要加以适当搭配，就是一道补血的美食。

南瓜—— 补血之妙品。被清代名医陈修园赞誉为"补血之妙品"的南瓜，富含植物性蛋白质、胡萝卜素、维生素、必需氨基酸，钙、锌、铁、钴、磷等等，其中，钴是构成维生 素 B_{12} 的重要成分之一，可以帮助血液中的红细胞正常运作；锌则会直接影响成熟红细胞的功能；铁质则是制造血红蛋白的基本微量元素食之，全都是补血的优 良营养素。

葡萄——历代中医推荐补血佳品。葡萄含有丰富的钙、磷和铁，以及多种维生素和氨基酸，是老年人、妇女、体弱贫血者和过度疲劳者的滋补佳品；怀孕的妇女也建议可以多多食用，不但

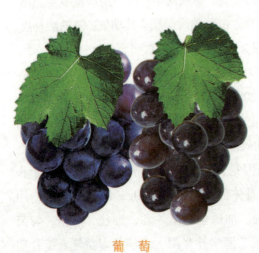

葡 萄

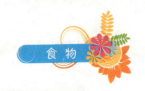

对胎儿营养有益，也能使孕妇面色红润，血脉畅通喔！如果有时买不到葡萄，吃葡萄干也行。

甘蔗——补血果。冬季水果中，相当受到人们喜爱的甘蔗还有多量的微量元素，包括铁、锌、钙、磷、锰等等，其中以铁的含量最高，每千克可以高达9毫克，

■图与文

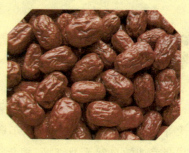

红枣，又名大枣。红枣最突出的特点是维生素含量高。在国外的一项临床研究显示，连续吃大枣的病人，健康恢复比单纯吃维生素药剂快3倍以上。因此，大枣就有了"天然维生素丸"的美誉。枣中富含钙和铁，它们对防治骨质疏松、产后贫血有着重要作用。

位居水果之冠，因而有了补血果之称。不过，从中医的角度来看，甘蔗性寒，脾胃虚寒者应少食用。

龙眼肉——民间熟知的补血食物。龙眼肉即桂圆肉，每到夏季就有新鲜的龙眼上市。龙眼含有维生素A、B，葡萄糖和蔗糖等，而且具丰富的铁质。龙眼汤，龙眼酒等食物，推荐孕妇和产妇食用，是颇佳的补血料理。

红枣——补血养颜圣品。红枣含有丰富的维生素、果糖和各种氨基酸。中医认为红枣性暖，养血保血，可改善血液循环，而药理研究则发现，红枣所含的某些成分可以增加血液中红细胞的含量，增强骨髓造血功能，使脸色红润。和桂圆搭配，不但补血养气，还可以养颜美容。

胡萝卜——小人参。俗称红萝卜，日本人认为堪比人参。胡萝卜含有丰富的β–胡萝卜素，这种营养素对补血有极佳的益处，平常可以多利用胡萝卜煮汤，让汤饮变成平时就可喝的补血汤品。

缺铁性贫血是人们一般最常见的贫血，除了靠食补或铁剂补充铁质之外，造成缺铁性补血的背后原因也应该注意，像消化性溃疡，吸收不良，怀孕，长期献血者等等，针对不同的因素应选择适合的方式改善。

食物

养生良品红糖

　　红糖具有化淤散寒、暖胃健脾、缓解疼痛的功效，且富含丰富的钙、铁等人体必需的物质与微量元素。而白糖性偏寒，且几乎不含微量元素，其营养功效自然不及红糖。多年以来，红糖一直是备受人们推崇的养生良品，特别是对于女孩子来说，每个月来月经的时候喝一喝红糖水，总能有效缓解腹部的坠胀感和不适感。

　　"对各年龄阶段的人来说，红糖都是一种很好的选择。"营养专家说，经常喝红糖水能补充微量元素和维生素，以维持正常代谢功能，延缓衰老。但阴虚内热及糖尿病患者不宜食用。红糖含有多种人体必需氨基酸，还有苹果酸、柠檬酸等，是合成人体蛋白质、支持新陈代谢、参与人体生命活动必不可少的基础物质之一。此外，红糖中含有的特殊成分——糖蜜，具有强力的"解毒"功效，能将过量的黑色素从真皮层中导出，从源头阻止黑色素的生成。下面是红糖搭配的养生美食。

　　红枣杞子木耳汤：黑木耳 30 克、杞子 15 克、红枣 5 个，红糖 50 克水煎服，每日 2 次。经常服用，可有效祛除黑眼圈。

　　红枣菊花粥：红枣 5～10 枚、黑米 100 克、菊花 15 克，加清水适量煮粥，待粥煮至浓稠时，放入适量红糖。此方具有健脾补血、清肝明目之功效，常食用可使面部肤色红润，起到保健防病、驻颜美容

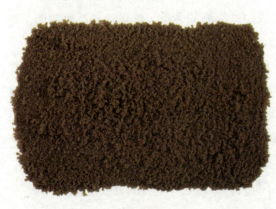

红　糖

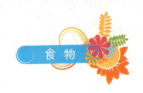

的作用。

生姜红糖水：生姜 15 克，红糖适量，开水冲泡代茶饮之。能治疗风寒感冒，有效缓解寒淤血淤型的痛经。

红糖党参赤小豆汤：党参 30 克、赤小豆 30 克、丹参 15 克，红糖适量，水煎取汁，常用可使肤色滋润。

益母姜枣红糖水：益母草 20 克、干姜 15 克、大枣 3 枚、红糖 30 克，煎水饮用。温经散寒，适用于寒性痛经及黄褐斑。

山楂桂枝红糖汤：山楂肉 15 克，桂枝 5 克，红糖 30 ～ 50 克。将山楂肉、桂枝装入瓦煲内，加清水 2 碗，用文火煎剩 1 碗时，加入红糖调匀，煮沸即可。具有温经通脉，化淤止痛功效，适用于妇女寒性痛经症及面色无华者。

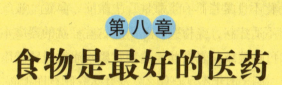

第八章

食物是最好的医药

我国古代就有"药食同源"之说，许多食物与药物，它们之间并无绝对的分界线。饮食习惯对健康的影响比其他任何习惯都大得多。无数研究证明，无论是我们每天吃的普通食物，还是含有特定药物成分的食物，都有助于预防疾病、增进脏器的功能。在传统中医理论中，健康的饮食习惯是康复的基础。数千年来，中医理论积淀了大量的食疗知识和经验。

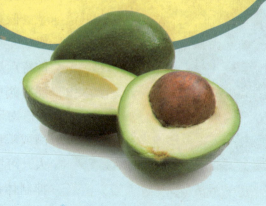

治消化不良的八种食物

　　功能性消化不良是指具有上腹痛，上腹胀，早饱，嗳气，食欲不振，恶心，呕吐等不适症状，经检查排除引起这些症状的器质疾病的一组临床综合征，症状可持续或反复发作，会严重影响患者身体健康。消化不良通过饮食来改变。那么消化不良吃什么？吃什么食物有助于消化呢？

　　大麦及大麦芽。含有维生素 A、B、E 和淀粉酶、麦芽糖、葡萄糖、转化糖酶、尿囊素、蛋白质分解酶、脂肪和矿物质等。大麦中的尿囊素可促进胃肠道溃疡的愈合。其食疗作用：大麦芽味甘、咸、性凉，归脾、胃经，具有益气宽中、消渴除热、并且有回乳的功效；对滋补虚劳、强脉益肤、充实五脏、消化谷食、止泻、宽肠利水、小便淋痛、消化不良、饱闷腹胀有明显疗效。适宜于胃气虚弱、消化不良者；肝病、食欲不振、伤食后胃满腹胀者及妇女回乳时乳房胀痛者宜食大麦芽。因大麦芽可回乳或减少乳汁分泌，故妇女在怀孕期间和哺乳期内忌食。

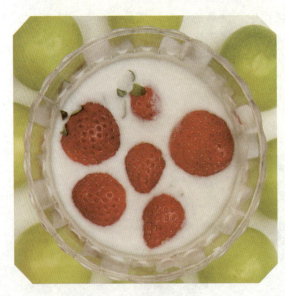

酸奶是钙的良好来源

　　酸奶。酸奶除含有牛奶的全部营养素外，突出的特点是含有丰富的乳酸，能将奶中的乳糖分解为乳酸。对于胃肠道缺乏乳酸酶或喝鲜牛奶容易腹泻的人，可改喝酸奶。乳酸能抑制体内霉菌的生长，可

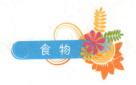

预防使用抗生素类药物所导致的菌群失调。乳酸还可以防止腐败菌分解蛋白质产生的毒物堆积，因而有防癌作用，酸奶有轻度腹泻作用，可防止便秘。

苹果。苹果既能止泻，又能通便。其中含有的鞣酸、有机碱等物质具有收敛作用，所含果胶可吸收毒素。对单纯性的轻度腹泻，单吃苹果可止泻。苹果中含纤维素可刺激肠蠕动，加速排便，故又有通便作用。

西红柿。含有丰富的有机酸如苹果酸、柠檬酸、甲酸，可保护维生素C，使之在加工烹饪过程不被破坏，增加维生素的利用率。西红柿中还含有一种特殊成分——番茄素，有助于消化、利尿，能协助胃液消化脂肪，番茄素还能抑制细菌和真菌的生长，可治疗口角炎。

橘皮。又称为陈皮。橘皮对消化的促进作用主要是其中含有的挥发油对消化道有刺激作用，可增加胃液的分泌，促进胃肠蠕动。

鸡肫皮。又称鸡内金，为鸡胃的内壁。鸡肫含有胃激素和消化酶，可增加胃液和胃酸的分泌量，促进胃蠕动。胃激素遇高热易受破坏，故以生食为佳。

番木瓜。未成熟的番木瓜含有两种酶类，一种叫番木瓜蛋白酶类，一种叫番木瓜蛋白酶，可分解脂肪为脂肪酸，可促进食物的消化和吸收。

白菜。含有丰富的粗纤维，不但能起到润肠、促进排毒的作用又能刺激肠胃蠕动，促进大便排泄，帮助消化。对预防肠癌有良好作用。白菜还有解热除烦、通利肠胃、养胃生津、除烦解渴、利尿通便、清热解毒等作用。

骨质疏松的食疗妙方

骨质疏松是指单位体积内的骨组织量低于正常，有3种可能性：一是真骨质疏松。真骨质疏松是骨生成障碍的结果，以骨痛、骨弯曲和易骨折为特点。最常见的原凶是全身或局部活动太少造成的废用性骨质疏松；内分泌障碍也可导致骨质疏松，多见于老年人，为雌激素、雄激素缺乏性骨质疏松；除此之外，还有一些不明原因的骨质疏松。二是骨质软化。原因是钙吸收不足或钙排出增多，女性常多于男性。三是骨质纤维化（纤维性骨炎）。多与原发性甲状旁腺功能亢进症有关。

骨质疏松症系中医中的骨痿范畴，中医认为"肾主骨"、"腰为肾之府"，因此本病关键是由肾虚、髓液不足造成的。而肾虚又与生活无规律、房事过度、劳累等因素有关。随着社会竞争的日益加剧，生活无规律、饮食不科学、劳累过度、锻炼不足等，使骨质疏松患者越来越多，而且还有年轻化的趋势。那么，该如何预防骨质疏松呢？

加强锻炼，防止骨质疏松。因为全身或局部活动太少可致废用性骨质疏松，所以一些常坐办公室的人，一定要加强室外体育锻炼，如跑步、散步、打球等。绝经期妇女及老年男性，退休后要加强活动，不要每天待在家中。充分的科学的锻炼，如散步、打太极拳等，可防止骨质疏松。及时治疗一些慢性病，如肾病、肝病、脂肪泻、消化不良等，以防慢性病引起的骨质疏松。要多吃含钙的食物，如鱼、牛奶、鸡蛋、豆制品、虾、干贝及蔬菜等。中医认为，劳累过度、经常加班工作、房劳过度，都可致肾虚而诱发骨质疏松。

中医认为肝肾同源，也就是肾病可影响到肝，肝病也波及到肾。肝肾阴虚型骨质疏松多因劳累过度或年老体衰而致。表现为腰背酸痛、两膝酸软、眩晕耳鸣、口燥咽干、足跟痛或易骨折等症状。应多食含钙食物，如牛奶、鸡蛋、黄豆、豆制品、猪骨头汤、鱼、虾、干贝等，多吃萝卜缨、白菜、芹菜、油菜、蒜苗、韭菜、红枣、柿子等蔬果。忌食糖、咖啡等。

桑葚枸杞饭。用料：桑葚30克，枸杞子30克，粳米80克，白糖20克。制法：取桑葚、枸杞子、粳米淘洗干净放入锅中，加水适量并加白糖，开锅后改文火煎煮，焖成米饭，当主食食用。功效说明：桑葚、枸杞子滋补肝肾，粳米和胃。适用于肝肾阴虚型骨质疏松。

脾肾阳虚型骨质疏松，多因平日饮食寒凉过度，冬季衣着单薄，加之劳累过度而致。表现为形寒肢冷、腰酸腿痛、食欲不振、腹胀便溏等症状。应禁食寒冷食物，如海鲜、冷饮，少吃糖；多吃山药、莲子、豆制品、油菜、白菜、韭菜、红枣等。

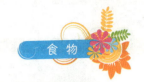

牛奶山药燕麦粥。用料：鲜牛奶500毫升，燕麦片100克，山药50克，砂糖30克。制法：将鲜牛奶倒入锅中，山药洗净去皮切块，与燕麦片一同入锅，小火煮，边煮边搅拌，煮至麦片、山药熟烂，加糖即可。功用说明：山药健脾益肾；燕麦片含丰富亚麻油酸，能降血脂，防止

■图与文

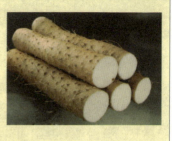

山药健脾益胃、助消化，含有淀粉酶、多酚氧化酶等物质，有利于脾胃消化吸收功能，是一味平补脾胃的药食两用之品。山药含有多种营养素，有强健机体，滋肾益精的作用。大凡肾亏遗精，妇女白带多、小便频数等症，皆可服之。

动脉硬化；牛奶补充蛋白质和钙，有强壮骨髓的作用。合为健脾益肾、强肾补钙，适用于脾肾阳虚型骨质疏松。

❀ 改善失眠的食疗法

失眠，传统医学又称之为"不寐"，是指不充分的睡眠或不完全的睡眠，并不意味着完全失眠状态。主要原因是由于精神活动长期过度紧张。致使大脑的兴奋和抑制功能失调，精神活动能力因而受到影响。其主要临床特点是失眠、多梦，常伴有头痛、头昏、胸闷、心悸、腹胀、注意力不集中，临床表现有入睡困难、多梦、易醒、醒后难以再入睡。心情舒畅、思虑减少、生活规律、不随便熬夜，是预防失眠的有效方法。平时工作、生活中要"畅情志、慎起居、调饮食"。

原料：山药1 000克，蜜枣150克，罐头樱桃10粒。猪网油（碗口大）一张，熟猪油15克，白糖200克，桂花卤、水淀粉各适量。

制作：山药洗净煮熟，冷后剥去皮，切3～4厘米长的段，再顺长剖

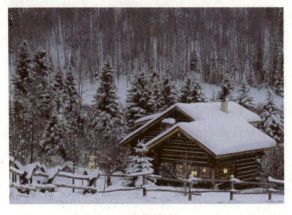
失眠很痛苦

为 4 片；蜜枣用热水洗净，切成两半，去核；猪网油洗净，沥干水分；樱桃去核备用；扣碗内抹上猪油，把网油平垫碗底，上放樱桃，蜜枣围在樱桃周围，码入山药片，一层山药，撒一层白糖，至码完，稍淋些猪油，再加桂花卤，上笼蒸熟。取出扣碗，挑净桂花渣和油渣，翻扣于盘内，锅内注清水，加糖烧至熔化，勾稀芡，倒入盘内。每日服 2 ~ 3 次。

其功效为补益脾胃，滋肾养心。适用于脾胃虚弱、食欲不振、心悸失眠、腰膝酸软等。有增进食欲、养心安眠、防病保健之功效。

此外，容易失眠的人可以用红枣、莲子、薏米、桂圆、山药、茯苓共同煮粥，每晚一次，长期服用。这些食物药食同源，既不凉又不燥，补肾、养心、安神，但吃无妨。

另外，以下食物对失眠患者有助眠的功效：小米、水果、桑葚、葵花子、核桃、蜂蜜、龙眼肉、牛奶、银耳、百合、金针菜、蜂王浆、黄鱼、葡萄、牡蛎肉、海参、小麦、芝麻、海松子、水芹菜、枸杞子、干贝、蛙肉、核桃仁、糯米、阿胶、海带、海蜇以及谷类、豆类、奶类、动物心类、鱼类和适量酒类等。

治哮喘的食物疗法

哮喘是一种常见病、多发病，大家熟知而又非常喜爱的著名歌星邓丽

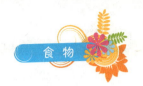

君就是被哮喘夺去了生命。目前，我国哮喘患者约 3 000 万。哮喘是影响人们身心健康的重要疾病。哮喘发病的危险因素包括遗传因素和环境因素两个方面。遗传因素在很多患者身上都可以体现出来，比如绝大多数患者的亲人当中，都可以追溯到有哮喘或其他过敏性疾病（过敏性鼻炎）病史。大多数哮喘患者属于过敏体质，本身可能伴有过敏性鼻炎，或者对常见的经空气传播的变应原、药物过敏等。

　　哮喘患者的常见症状是发作性的喘息、气急、胸闷或咳嗽等症状，少数患者还可能以胸痛为主要表现，这些症状经常在患者接触烟雾、香水、油漆、灰尘、宠物、花粉等刺激性气体或变应原之后发作。很多患者在哮喘发作时自己可闻及喘鸣音。天气骤变，空气潮湿或是气压低时，最易诱发哮喘，患者异常敏感，发作时间并无规律，有的是夏发，有的是冬发，也有四季常发。

　　哮喘二字虽连称，但疾病不同，哮是喉中有痰，喘则胁肩呼吸急促，与哮各异，普通的哮症多兼有喘，而喘者有不兼哮者，故种类多，大多是因气管狭窄、肺部弹力不够与间歇性痉挛，或黏膜肿胀及分泌物障碍呼吸而成。此病可分为虚实两大类，又将实症分为寒热两类。寒证表现为咳痰清稀不多，痰呈白色泡沫状，胸闷所窒，口不渴喜热饮，舌苔白滑，脉多浮紧，或兼恶寒、发热等；热证，痰黄稠厚，难以咳出，身热而红，口渴喜饮，舌质红，苔黄腻，脉滑数，有的兼有发热等症状。虚证多为肺虚或肾虚。肺虚则呼吸少气、言语音低、咳嗽声轻、咳痰无力；在气候变化或特殊气味刺激时诱发。肾虚则元气摄纳无权、呼吸气短、动辄易喘等。

　　发病时，应当先除邪治标，寒证用温化宣肺，热证用清热肃肺，佐以化痰、止咳、平喘之药；病久兼虚，当标本兼治。未发作时，应当用益气、健脾、补肾等法扶正培本。对症食疗的方法有以下几种：蚕豆炖花生仁、鱼腥草丝瓜汤、砂锅杏仁豆腐、桂花核桃冻、杏仁薄荷粥、山楂胡桃茶、萝卜汁炖豆腐。

　　蚕豆炖花生仁。原料：蚕豆 150 克，花生仁 100 克，红糖适量。用法：将蚕豆洗净，泡涨；花生仁洗净。砂锅中放入蚕豆、花生仁，加水上火煮

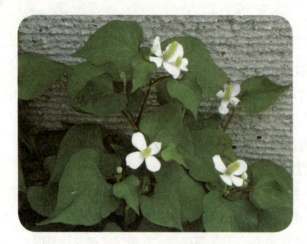

鱼腥草可有效治疗百日咳

沸后，改用文火炖烂，加少许红糖即可食用。功效：润肺化痰，利水消肿。附注：蚕豆有健脾开胃、利水消肿的作用，花生仁能润肺化痰，润肠通便。两者合用，适用于哮喘者，减轻其咳嗽、气短等症状。对蚕豆过敏者禁用。

鱼腥草丝瓜汤。原料：鱼腥草 50 克，丝瓜 50 克。用法：将丝瓜切片，鱼腥草切 3.3 厘米长段，用常法加调料制成汤，即可食用。功效：宣肺清热，化痰止哮。附注：鱼腥草辛微寒，能清肺热并解毒，通利小便；丝瓜甘凉，能清热化痰，对哮喘有很好的疗效。

砂锅杏仁豆腐。原料：优质豆腐 120 克，杏仁 15 克，麻黄 3 克，盐、味精、芝麻油各适量。用法：先将杏仁、麻黄洗净，共装入纱布袋，用线将口扎紧；然后将豆腐切成 3 厘米见方块和药袋一起放入砂锅，加适量水，先用旺火烧沸，后改用文火，共煮 1 小时，最后捞出药袋，后加入盐、味精、芝麻油调味即成。食豆腐、喝汤，每日分 2 次食用。连服 3 日为 1 个疗程。功效：润肺滑肠，发汗定喘。适于受凉发作者食用，疗效显著。附注：豆腐味甘性平，可补虚润躁、清热化痰；杏仁味苦性温，能祛痰理气、止咳平喘；麻黄味辛微苦，可开宣肺气、发汗解表、利水平喘。三者结合，功效倍增，是治疗肾阳虚哮喘的良方。

桂花核桃冻。原料：石花菜 15 克，核桃仁 250 克，糖桂花少许，菠萝蜜适量，奶油 100 克。用法：将核桃仁加水磨浆。石花菜加水 250 克在锅中烧至熔化，加入白糖搅匀，将核桃仁浆再放入搅匀，再放入奶油和匀，置火上加热至沸，出锅倒入铝盒中，待冷后再放入冰箱冻结，撒上桂花，淋上菠萝蜜，切块即可食用。功效：温肾纳气，补肺定喘。附注：核桃仁

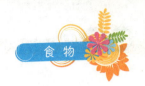

甘温，可补肾养血、润肺纳气、润肠止带、补肺定喘。与奶油同用，营养价值更高；与石花菜炖熬，胶黏成冻，再添桂花、菠萝蜜则馨香诱人，对肺虚不足的虚喘证有一定的功效。

　　杏仁薄荷粥。原料：杏仁30克（去皮尖），鲜薄荷10克，粳米50克。用法：将杏仁放入沸水中煮到七分熟，放入粳米同煮将要熟时，放入薄荷，煮熟即可。功效：辛散透表，温肺止喘。附注：杏仁苦温，能祛痰理气、止咳平喘；加薄荷辛散驱除表邪；粳米补脾气。全方共奏辛散表邪、祛痰平喘之功。

　　山楂胡桃茶。原料：胡桃仁150克，白砂糖200克，山楂50克。用法：将山楂加入适量清水中，用中火煎熬3次，每次20分钟，过滤去渣取汁浓缩至1 000毫升。胡桃仁加水浸泡半小时，用石磨将其磨成茸浆，加适量水调匀。最后将山楂汁倒入、搅匀，烧至微沸，即可食用。功效：补益肺肾，润肠消食。附注：胡桃仁与山楂、白砂糖同用，能补肺肾，润肠燥，消饮食、活血脉、生津液，其味酸甜相合，酸不伤齿，甜不觉腻，对于哮喘有一定的功效。

　　萝卜汁炖豆囊。原料：白萝卜1 000克，豆腐500克，白糖50克。用法：将生白萝卜洗净，去皮，榨汁，装入杯中待用、豆腐切成小块，在沸水锅中余一下捞出。将豆腐、白萝卜汁同放入锅内，上火煮沸5分钟。加入白糖，再烧沸即可食用。功效：清热润肺，止咳平喘。

糖尿病经典食疗方

　　糖尿病是由遗传因素、免疫功能紊乱、微生物感染及其毒素、自由基毒素、精神因素等等各种致病因子作用于机体，导致胰岛功能减退、胰岛素抵抗而引发的糖、蛋白质、脂肪、水和电解质等一系列代谢紊乱综合征。临床上以高血糖为主要特点，典型病例可出现多尿、多饮、多食、消瘦等表现，即"三多一少"症状，糖尿病血糖一旦控制不好，会引发并发症，导致肾、眼、足等部位的衰竭病变，且无法治愈。

该病坚持长期规范治疗是最重要的，包括控制饮食、坚持适量运动锻炼、合理用药。当前医学专家以提倡高碳水化合物量，降低脂肪比例，控制蛋白质摄入的饮食结构，对改善血糖耐量有较好的效果。以下是几种典型的食疗方：

玉米须煲瘦肉。取玉米须30克，瘦猪肉100克，加水共煮汤。待熟后去玉米须，饮汤食肉。本方适用于一般糖尿病患者，但偏于肾阳不足者不宜。

家常炒洋葱。取洋葱250克，用家常烹炒法制成菜肴，随饭食用。或取洋葱50～100克，水煮1～2分钟后服食。洋葱有温中、下气、消积等功效，能提高血中胰岛素水平以降低血糖，还能抑制高脂肪饮食引起的血胆固醇升高，适用于糖尿病伴有动脉硬化患者食用。

枸杞子炖兔肉。取枸杞子15克，兔肉250克，加水适量，文火炖熟后加盐调味，饮汤食兔肉。枸杞子为滋补肝肾之良药，据药理研究，其有降血糖作用。兔肉有补中益气、止渴健脾、滋阴强壮之功用，《本草纲目》及《增补本草备要》均言能"治消渴"。该方适用于糖尿病之偏于肝肾不足者。肠燥胃热者不宜。

蚌肉苦瓜汤。取苦瓜250克，蚌肉100克。将活蚌放清水中养两天，洗净后取蚌肉，与苦瓜共煮汤，熟后酌加油、盐调味，即可服食。据近代文献记载，苦瓜、蚌肉均有降血糖作用。苦瓜粗提取物含类似胰岛素物质，有明显的降血糖作用。中医认为，苦瓜味甘、苦，性寒凉，能清热、除烦、止渴；蚌肉甘咸而寒，能清热滋阴、止渴利尿。两者合用，清热滋阴，适用于糖尿病之偏于胃阴虚有热者。

绿豆南瓜羹。绿豆250克，南瓜500克，切块，加水适量，煮熟食用。南瓜味甘性寒无毒，有清热润燥、健脾止渴之功效。南瓜含有大量果胶，有促进人体内胰岛素分泌的功能，而且富含维生素，是一种高纤维素食品。绿豆味甘性凉，有消暑、利尿、解毒的作用，含大量人体必需微量元素。此方适用于消谷善饥者，常食有稳定血糖作用。

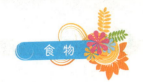

黄芪山药煎。生黄芪 30克，怀山药30克，煎水代茶饮。适用于糖尿病之偏于脾胃虚弱及肺气不足者。经临床验证，该方对消除症状及降血糖、尿糖都有一定疗效。肺胃燥热或兼外感者不宜。

山药薏米粥。怀山药 60克，薏苡仁30克，共熬粥食。山药味甘性平，不

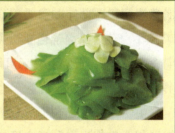

■图与文

清代《随息居饮食谱》讲："苦瓜清则苦寒；涤热，明目，清心。可酱可腌。……中寒者（寒证）勿食。熟则色赤，味甘性平，养血滋肝，润脾补肾。"即是说瓜熟色赤，苦味减，寒性降低，滋养作用显出，与未熟时相对而言，以清为补之。则此看出苦瓜有清热、滋补的功效。

寒不燥，有补益脾胃和养肺滋肾之功。薏苡仁味甘淡、性微寒，《本草纲目》和《本草拾遗》均载其能治消渴。本方食后有饱腹感，可减少饭量，对各型糖尿病患者均较为适宜，尤以脾胃虚弱、口渴善饥者为佳。

菊槐绿茶饮。菊花、槐花、绿茶各3克，沸水冲泡饮用。适用于糖尿病伴高血压的患者。

芹菜粥。鲜芹菜100克，洗净切碎，与粳米50克一同入锅，煮粥食用。适用于糖尿病伴高血压的患者。

改善便秘从膳食入手

虽说便秘不是什么大病，但它的危害是不可忽视的，尤其是对女性来说。首先，女性便秘，影响美容，便秘会增加体内毒素，导致机体新陈代谢紊乱、内分泌失调及微量元素不均衡，从而出现皮肤色素沉着、瘙痒、面色无华、毛发枯干，并产生黄褐斑、青春痘及痤疮等。此外，便秘还会引起轻度毒血症症状，如食欲减退、精神萎靡、头晕乏力，久之又会导致营养不良。

要健康，要美丽，就要告别便秘。改善便秘从饮食入手，吃15种食物，滑肠通便，养好脸色。

小白菜。又名油白菜、菘菜，味甘性平，有清热、通利肠胃的功能。它含有较多的粗纤维，食后可增加胃肠蠕动和消化腺的分泌，促进食物消化，具有防止便秘的特殊效果。

卷心菜。又名包心菜，因其叶能卷心而得名。味甘性平，有益脾胃、滑肠道之作用，有利于缓解便秘。卷心菜比大白菜含的粗纤维多且粗糙，质硬，消化功能差的人不宜食用。

甘薯叶。甘润滑泄，有通便之功。以其鲜品100克，水煎服或加油盐炒熟当菜吃，均能通便。

芝麻。多油质润，有滑肠通便之功，还有补虚扶正、延年益寿之效果，故本品特别适用于年老体虚便秘者食用。长期服用可预防便秘。

菠菜。又名菠棱菜、赤根菜，甘凉而滑，有下气调中、润肠通便之作用，对慢性便秘者有一定的调治作用。

莜麦。性质寒凉且不易消化，多食易伤胃，凡脾胃虚寒而有消化不良者忌多食。

燕麦。有滑肠和下行之力，可引起缓泻。

花生。性质甘润，含丰富脂肪，有下行滑肠之力。大便干结者宜生食，或煮熟食均可。炒食其通便力较差，且有香燥之嫌。

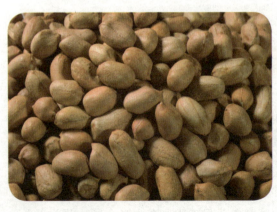

花 生

黄瓜。性质寒凉，有清热下气之力，但多食易伤阳气。

冬瓜。性偏寒凉，有清热下行之力，多食可影响脾胃之阳，故脾胃虚寒者不宜多食。

丝瓜。性质偏凉，有

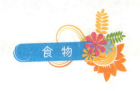

滑肠致泻作用，但多食、久食可损及脾胃的。

黑木耳。又名木耳、云耳，味甘性平，有补气生血之作用。其性滑利，还有润肠通便之功。对年老、气血不足便秘者，常食木耳大有裨益。

绿豆芽。性质寒凉，有清利之力，有利于排便。但易伤脾胃之阳，且不易消化，故脾胃阳气不足者不宜多食。

油菜。性凉滑润，有通便之作用，便秘者宜，而便溏、腹泻者忌食。

大白菜。性质偏凉，有滑泄清利之力，便秘者食之宜。因其偏于寒凉，多食或生食可损伤胃气，加重虚寒症状，故脾胃阳气不足者不宜多食。

缓解疼痛的几种食物

久坐、工作及生活压力、不良生活习惯、环境饮食污染、缺乏运动这些负面因素经常造成我们身体出现各种疾病或不健康，随之而来的身体各种疼痛时常侵蚀我们的身心。虽然现代医学发明了各种缓和疼痛的药物来供我们对抗疼痛，但是止痛药的不良反应和它的镇痛作用一样出名。下面这8种天然食物不但可以帮助我们缓解疼痛，还可以助我们获得健康的身体，可谓一举两得。

粗粮。粗粮富含植物纤维，对于志在减肥的人来讲，它可以帮助你抑制食欲，又可以获得身体健康必需的各种基础营养。全谷物类食物是镁元素的丰富来源，医学研究已经证明镁可以有效的缩短身体内部各种疼痛肆虐的时长。

三文鱼。如果你正遭受慢性疼痛的折磨，那么你就要在平时的饮食中多吃一些三文鱼。三文鱼内富含Ω—3脂肪酸及维生素D，Ω—3脂肪酸可以起到减轻疼痛的作用，而维生素D则可以帮助对抗慢性疼痛及日常的多种身体不适。仅仅3盎司的三文鱼中就富含500国际单位的维生素D（维生素D的日推荐量为1 000国际单位，如果你是60岁以上人士日推荐量

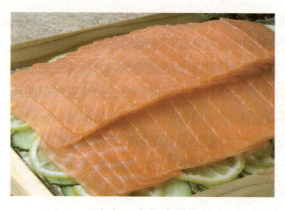

三文鱼　有止痛作用

为 1 200 国际单位）。

橄榄油。橄榄油被冠以液体黄金的美名，谈到它的止痛功效方面，橄榄油富含抗氧物质多酚；这种元素被公认为可以抑制疼痛；此外橄榄油中丰富的不饱和脂肪可以增强骨骼强度及预防相关疼痛。因此下次当你享受美食的时候记得加入一些橄榄油为自己的健康添砖加瓦（橄榄油还是黄油的完美替代者，一茶勺橄榄油仅含 120 千卡热量）。

天然香料。在中国家庭的厨房生活中，天然香料一直都只是充当小角色，通常大家都是为了增加食物风味的时候才少量的添加，殊不知像胡椒、生姜、姜黄等这些天然香料通常含有极其有益身体健康的元素，比如生姜含有的姜辣素、姜酮酚、姜烯酚和姜酮元素可以起到类似于阿司匹林或布洛芬的镇痛效果；另一种香料姜黄——常见于印度和泰国的咖喱中的菜用香料，其所含的姜黄素可以起到预防身体疼痛的效果。因此下次如果你感到身体疼痛或不适，可以为自己沏一杯姜茶。

草莓。草莓最直观的就是鲜艳的天然红色，这其实就表示草莓富含维生素 C——强大的天然镇痛抗氧化剂；一些研究还发现，维生素 C 还可以预防关节炎及相伴的软骨损失和关节病变症状的形成。

绿色蔬菜。绿色系蔬菜中富含的维生素 K 有舒缓疼痛及有助于维持骨骼强健和关节健康；下次选购蔬菜的时候记得多留意那些颜色呈深绿色的绿色系蔬菜——比如菠菜。深绿色是维生素 K 含量丰富的象征。

乳制品。酸奶或其他乳制品虽然没有前面介绍的那些食物在缓解疼痛方面有那么直接的效果，但是这些乳制品中所含有的两种元素——钙和维生素 D 可以起到减缓慢性疼痛的作用；如果你属于乳糖不耐受体质的话，

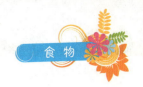

食 物

可以选择饮用豆奶或经过钙和维生素 D 强化过后的橙汁。

葡萄系列饮品。其实只需一瓶红酒和一只酒杯，这样就可以帮助你舒缓关节和肌肉疼痛了。包括红葡萄酒、白葡萄酒、葡萄汁都具有类似阿司匹林的镇痛效果。不过需要注意的是，专家建议葡萄酒的饮用量一天不超过一杯，因为葡萄系列饮品中含有白藜芦醇元素是不适宜人体大量摄取的，这一元素在所有由天然葡萄发展出来的食物中都存在，所以不要在同一天里即吃葡萄又喝葡萄酒或葡萄汁。

 保护心脏的食物排行榜

研究发现，居住在希腊克里特的人体内含有大量的胆固醇，但却很少有人死于心脏病，原因就在于他们长期食用富含"好"脂肪的橄榄油。下面的 10 种食物对于预防心脏疾病或是对心脏病患者养护心脏都有一定的功效，可根据个人情况选择。

燕麦。早晨可以选择吃一碗燕麦作为早餐，它所富含的 Ω—3 脂肪酸、叶酸和钾对心脏都很有好处。同时，燕麦还是一种纤维含量非常高的食品，能很好的降低血液中的低密度脂蛋白胆固醇含量，帮助保持动脉血管的通畅。还可选择粗燕麦或是燕麦片，但要避免选择那些速食燕麦制品，因为其所含纤维量会比较少。如果还能再吃一根香蕉，就能再多摄入 4 克的纤维。

鲑鱼。因为含有非常多的 Ω—3 脂肪酸，所以鲑鱼能够有效降低血压和减低血液黏稠度。每周两餐，就能将受心脏病攻击死亡的概率降低 1/3。鲑鱼还含有一种叫做虾青素的物质，是一种非常强力的抗氧化剂。

鳄梨。做沙拉时不妨放些鳄梨，为你的饮食添加些有利心脏健康的优质脂肪，这里所说的优质脂肪就是含有单元不饱和脂肪酸的脂肪，这种脂肪能帮助降低低密度脂蛋白胆固醇（"坏"胆固醇）的含量，同时提高

145

■图与文

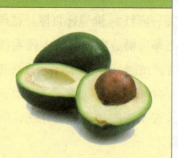

鳄梨可以作为甜食吃。挑软熟鳄梨一个，对半切开，挖去果核，用小勺将果肉从皮上刮下来碾碎，放入白砂糖一勺拌匀，直接用勺子舀着吃。鳄梨果实富含多种维生素、多种矿质元素（钾、钙、铁、镁、磷、钠、锌、铜、锰、硒等）、食用植物纤维，丰富的脂肪中不饱和脂肪酸含量高达80%，为高能低糖水果，有降低胆固醇和血脂，保护心血管和肝脏系统等重要生理功能，因此，深受消费者青睐。

体内高密度蛋白质胆固醇（"好"胆固醇）的含量。食用鳄梨能让你同时摄入多种类胡萝卜素，特别是β胡萝卜素和番茄红素，对健康起着至关重要的作用。

橄榄油。橄榄油所含有的不饱和脂肪酸是所有食用油品中最高的，能有效降低体内"坏"胆固醇的含量，从而减低心脏疾病的患病风险。研究发现，居住在希腊克里特的人体内含有大量的胆固醇，但却很少有人死于心脏病，原因就在于他们长期食用富含"好"脂肪的橄榄油。尽量选择特级初榨的油品，因为最少的加工程序保证了营养没有过多的流失。

坚果。核桃、腰果、杏仁等坚果都含有大量的 Ω—3 脂肪酸以及多元不饱和脂肪。吃的同时，还能摄入膳食纤维。和橄榄油一样，坚果也含有大量的"好"脂肪。

莓子。不论蓝莓，黑莓，还是草莓，只要是你喜欢吃的，它们都含有能够消炎的成分，能够降低心脏病和癌症的患病风险，有利心血管的健康。

豆子。小扁豆、鹰嘴豆、黑豆还有腰豆都含有大量的纤维，同时富含 Ω—3 脂肪酸，钙质以及可溶性纤维。

菠菜。菠菜所含有的叶黄素、叶酸、钾和纤维能够帮助心脏保持一个健康的状态。但是只要多吃蔬菜对于心脏都有很好的强健作用。研究发现，相较不吃蔬菜的人群，每天吃两份半蔬菜的人患心脏病的风险下降了25%。

亚麻籽。亚麻籽富含 Ω—3 和 Ω—6 脂肪酸，少量食用对心脏健康有

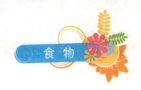

很大的好处。一碗燕麦粥或是全麦粥，再加上一点点亚麻籽，就是一份最好的心脏健康早餐。

大豆。大豆能帮助降低血液中胆固醇的含量，而且饱和脂肪酸的含量很低，依旧是人们保护心脏摄入优质蛋白的重要来源。吃豆腐和喝豆奶都是不错的选择，早餐时喝杯豆奶也能更好地补充燕麦粥所不能提供的营养。

芹菜的疗病价值

青翠芳郁的芹菜，是华夏子民喜食的古老佳蔬之一。《诗经·小雅》中有"言采其芹"、"芹，楚葵也"的记述。《吕氏春秋》赞誉："菜之美者，有云梦之芹。"芹菜原产地中海沿岸和近东的沼泽地带，属于伞形科草本。芹菜有水芹、旱芹两种。水芹生在水边湿地，又名水英；旱芹生在平地，因香气浓郁，故别称香芹，因食疗入药效果较好，亦称药芹。

如今，许多人喜欢选择西芹入肴，特点是含 B 族维生素较多。选择西芹时，注意叶茎齐全、纵筋凹凸不平的是佳品。现代营养学分析，每 100 克芹菜中含蛋白质 0.7 ~ 2.2 克，比一般瓜果蔬菜高 1 ~ 2 倍；铁 1.2 ~ 8.5 毫克，为番茄的 20 倍左右。家常做菜人们大都习惯于吃芹菜茎，而将芹菜叶扔掉，须知芹菜叶比茎更富于营养和疗补作用。营养学家们对芹菜的叶和茎做了 13 个项目的营养成分测比，结果是叶的 10 个项目含量都高于茎，其中包括胡萝卜素、维生素 C、维生素 B_1 等。现代医学研究还表明，芹菜含有芹菜苷和挥发油，对防治肥胖、高血压、高血脂、糖尿病、小儿软骨症和老年骨质疏松的功效极好。

中国传统医学认为，芹菜味甘性凉，有平肝清胃、祛风解热、通脉利血、醒脑润肺的功用。食疗可治胃热呃逆，风热感冒，半身不遂，言语不清，燥热咳嗽以及肝阳上亢引起的眩晕耳鸣、头目胀痛、急躁易怒、心悸健忘、失眠多梦、腰膝酸软等症。

　　民间有许多应用芹菜的验方。鲜嫩芹菜榨汁加等量蜂蜜调匀服用，或芹菜汁加糖少许，每日代茶饮，或芹菜根60克，水煎服，或芹菜500克，黄瓜90克，水煎服，有防治高血压的作用。经常吃鲜奶煮芹菜，可以中和尿酸及体内的酸性物质，对治疗痛风有较好的辅助疗效。若把芹菜同糯米煮粥，每天早晚食用，对防治冠心病、神经衰弱及失眠头晕诸症均有助益。但是，因芹菜性寒，脾胃虚弱、中焦有寒和溃疡病患者，应尽量少吃芹菜。在饭店厨师和家庭主妇的烹调中，芹菜既可作为一道菜的主料，也能为其他菜充作配料，且凉拌生吃、清炒熟食皆宜。

　　芹菜具有一定药理和治疗价值。现代药理研究表明芹菜具有降血压、降血脂的作用。由于它们的根、茎、叶和籽都可以当药用，故有"厨房里的药物"、"药芹"之称。由于芹菜的钙磷含量较高，所以有一定镇静和保护血管的作用，又可增强骨骼，预防小儿软骨病。常吃芹菜，尤其是吃芹菜叶，对预防高血压、动脉硬化等都十分有益，并有辅助治疗作用。芹菜可炒，可拌，可熬，可煲；还可做成饮品。

　　下面就是利用芹菜保健的几种不同的食用方法：

　　芹菜炒干丝：芹菜250克，豆干300克，葱白、生姜各适量。芹菜洗净切去根头，切段；豆干切细丝，葱切段，生姜拍松；炒锅置旺火上，倒入花生油，烧至七成热，下姜葱煸过加精盐，倒入豆干丝再炒5分钟，加入芹菜一齐翻炒起锅即成。本菜鲜香可口，具有降压平肝，通便的功效，适用于高血压，大便燥结等病症。

　　芹菜拌核桃：芹菜250克，核桃仁50克。将芹菜切成细丝，放入开水锅内余后捞出放入盘

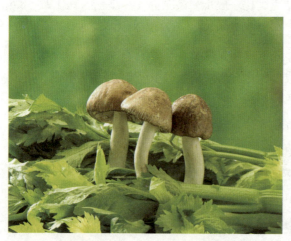

芹菜具有降血压、降血脂的作用

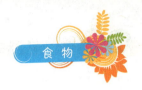

中，放上洗净的核桃仁及少许精盐、香油拌匀即成，具有润肺、清热、定喘的作用。

芹菜粳米粥：芹菜 40 克，粳米 50 克，葱白 5 克。锅中倒入花生油烧热，爆葱，添米、水、盐，煮成粥，再加入芹菜稍煮，调味精即可。此菜具有清热利水的功效，可作为高血压、水肿患者的辅助食疗品。

芹菜煲红枣：芹菜 200 ~ 400 克，红枣 50 ~ 100 克，煲汤分次服用。除了可治疗高血压外，还可治疗急性黄疸型肝炎，膀胱炎等症。

芹菜小汤：芹菜 150 克，奶油 50 毫升，牛奶 150 毫升，面粉适量。芹菜用 150 毫升水煮开，并将食盐、奶油及 2 匙面粉调入牛奶内，一并倒入芹菜汤中，一滚即成。此汤清淡适口，鲜香开胃，具有益胃养阴，止血通淋的功效。

鲜芹苹果汁：鲜芹菜 250 克，苹果 1 ~ 2 个。将鲜芹菜放入沸水中烫两分钟，切碎与青苹果榨汁，每次 1 杯，每日 2 次。能降血压，平肝，镇静，解痉，和胃止吐，利尿。适用于眩晕头痛，颜面潮红，精神易兴奋的高血压患者。

巧用"食疗牛奶"

中医学认为，牛奶味甘性微寒，具有生津止渴、滋润肠道、清热通便、补虚健脾等功效。把牛奶进行适当的加工，或和其他食物一起进行调配，可制成各种"食疗牛奶"。

牛奶粥。鲜牛奶 250 毫升、大米 60 克、白糖适量。先将大米煮成半熟，去米汤，加入牛奶，文火煮成粥，加入白糖搅拌，充分溶解即成。早晚温热服食，注意保鲜，勿变质。可补虚损，健脾胃，润五脏。适用于虚弱劳损、气血不足、病后虚羸、年老体弱、营养不良等症。

牛奶大枣汤。牛奶 500 毫升、大枣 25 克、大米 100 克。先将大米与大枣同煮成粥，然后加入牛奶，烧开即可。可补气血、健脾胃，适用于过劳体虚、气血不足等症。

羊肉奶羹。羊肉250克、生姜20克、山药100克、牛奶250毫升。将羊肉洗净切成小块，生姜切成片，一起放进砂锅，加水适量，文火炖7～8小时，搅匀，去除未烂残渣，留羊肉汤，加入切片山药，煮烂，再倒入牛奶，烧开即可。本品温中补虚，益精补气，适用于病后（产后）肢冷、疲倦、气短等症。可每天分数次服食，连服5～7天为一疗程。服本方时不宜同时吃其他药物，最好每天早晨辅食一次小米大枣莲子粥（小米60克、大枣10枚、莲子18克共煮成粥）。

鲜奶玉液。粳米60克、炸胡桃仁80克、生胡桃仁45克、白糖12克、牛奶200毫升。把粳米洗净，浸泡1小时捞出，滤干水分，和胡桃仁、牛奶加少量水搅拌磨细，用漏斗过滤取汁，将汁倒入锅内加水煮沸，加入白糖搅拌，待全溶后滤去渣，取滤液倒入锅内烧沸即成。本品可补脾肾，润燥益肺，适用于咳嗽、气喘、腰痛及津亏肠燥便秘等，并可作为病后体虚、神经衰弱、气管炎及慢性支气管炎、性功能低下、老年便秘患者的膳食。空腹饮用或早晚佐食均可。

姜韭牛奶羹。韭菜250克、生姜25克、牛奶250毫升。将韭菜、生姜切碎、捣烂，以洁净纱布绞取汁液，再倒入锅内，加牛奶煮沸即可。本品可温胃健脾，适用于胃寒型胃溃疡、慢性胃炎、胃脘痛、呕吐等，可于每日早晚服用。

厚奶。把牛奶烧开加入3%～7%的淀粉或糕干粉、藕粉等，使牛奶变稠，

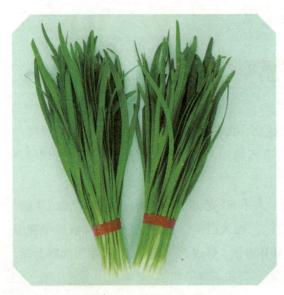

韭菜有补肾温阳的作用

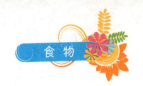

稍加糖即可。本品适用于习惯性呕吐、反胃和需要增加能量的患者。

蛋奶。先将鸡蛋煮老，去掉蛋壳、蛋白，用勺子将蛋黄研碎，加入牛奶充分混合即可。蛋黄除含有蛋白质、脂肪、维生素 A 外，还含有铁、磷等物质。本品适用于缺铁性贫血，以及需要补充钙质的五六个月的婴儿。

奶茶。奶茶的调制方法是，茶叶煮开，滤汁，然后趁热把它倒进煮沸的牛奶中。至于加糖或加盐，则可根据个人的口味而定。牛奶中加茶叶以后，使两者特有的香味融于一体，营养成分相互补充，抑制了牛奶的腥味和茶叶的苦涩味，饮用起来味道更加浓郁、绵长。奶茶可以去油腻、助消化、益思提神、利尿解毒、消除疲劳，也适合于急慢性肠炎、胃炎及十二指肠溃疡等病人饮用。对酒精和麻醉药物中毒者，它还能发挥解毒作用。